AF313174

Docteur SALIGNAT

MÉDECIN CONSULTANT A VICHY

Les Cures de Vichy

Indications — Régimes — Bains — Douches — Buvette — Exercice

Vichy et ses Environs

AVEC 20 FIGURES DANS LE TEXTE

PARIS

J.-B. BAILLIÈRE ET FILS

19, rue Hautefeuille, 19

1902

LES CURES DE VICHY

Docteur SALIGNAT

MÉDECIN CONSULTANT A VICHY

Les Cures de Vichy

Indications — Régimes — Bains — Douches — Buvette — Exercice

Vichy et ses Environs

AVEC 20 FIGURES DANS LE TEXTE

PARIS

J.-B. BAILLIÈRE ET FILS

19, rue Hautefeuille, 19

1902

PRÉFACE

Dès votre arrivée à Vichy, vous cherchez à comprendre ce qui s'y passe, comment on fait sa cure. Dans ce but, vous interrogez vos voisins de table et les amis retrouvés, mais vous ne recevez que des conseils contradictoires. Vous étiez partis pleins de confiance, et le doute, ou plutôt l'incertitude, commence à vous gagner; c'est un mauvais début pour votre cure.

Si vous ouvrez un des nombreux guides de notre station, vous n'aurez pas lieu d'être plus satisfaits, car les renseignements concernant le traitement y sont exposés par des personnes généralement étrangères à la science médicale. Il y a bien un certain nombre d'ouvrages, dus à la plume savante de nos honorables confrères, mais ils ne peuvent être lus avec profit que par les personnes possédant certaines notions indispensables.

Nous avons donc pensé que vous accueilleriez favorablement un ouvrage facile à lire et n'ayant d'autre prétention que de vous aider à vous diriger dans la bonne voie.

Notre tâche nous est du reste facilitée par les études que nous avons dû faire de l'hygiène générale, de la diététique, de l'hydrothérapie, de la massothérapie, de la mécanothérapie et enfin d'une façon générale de la physicothérapie. Nous pourrons, d'autre part, vous faire profiter d'un nombre considérable de renseignements que nous avons recueillis sur les cures thermales et sur les eaux de Vichy en particulier.

Nous pensons qu'il n'est pas nécessaire de vous exposer en détail toutes les questions que nous allons soulever et qu'il suffira de vous indiquer le mode d'action et l'emploi des différents procédés de traitement auxquels vous pourrez être soumis.

Notre but, en satisfaisant votre désir de connaître le secret de nos cures, est surtout de vous permettre, dans la mesure du possible, de devenir les auxiliaires de votre propre guérison.

N'exagérez pas notre pensée et ne cherchez autre chose dans ce petit livre que quelques conseils utiles, mais cependant insuffisants pour vous diriger pendant toute la durée d'une cure toujours délicate et sans cesse exposée à des modifications dans le traitement quotidien. La difficulté d'une bonne direction est en effet plus grande qu'on ne le pense généralement, même pour le médecin d'Eaux, puisqu'il s'agit de traiter chaque malade suivant la façon toute personnelle qu'il a de subir la maladie, d'après son tempérament et d'après sa résistance. D'autre part il importe aussi de tenir compte des susceptibilités personnelles pour chaque mode de traitement, afin d'avoir recours aux procédés, qui ont l'influence la plus favorable sur l'état actuel du malade.

S'il vous est impossible de connaître ces points trop spéciaux, pour lesquels il est nécessaire de recourir au médecin consultant, vous pouvez cependant avoir une participation active à votre cure, en suivant les indications contenues dans ce livre.

En effet, grâce à elles, vous pourrez comprendre le but du traitement qui vous est indiqué, l'importance des différentes pratiques auxquelles vous serez soumis, les soins préparatoires qu'il convient de prendre dans certains cas, etc.

Nous allons donc vous faire connaître Vichy et l'emploi de ses nombreuses ressources.

Tout d'abord une notice générale sur Vichy vous permettra d'apprécier notre ville. Vous ferez ensuite connaissance avec les nombreux éléments des diverses cures : le régime, l'eau minérale en boisson, l'eau à l'extérieur, la chaleur, la lumière, l'exercice, l'électricité et l'acide carbonique.

Vous serez bientôt convaincus que les ressources ne nous manquent pas et qu'il suffit seulement de les bien utiliser.

Vous trouverez encore dans cet ouvrage une nomenclature complète des maladies traitées à Vichy.

Nous nous estimerons satisfaits si nous avons réussi à vous donner quelques conseils utiles ou quelques indications sur la façon dont vous devez suivre le traitement qui vous est indiqué.

Aux heures de loisir, en feuilletant ces pages, vous y trouverez souvent de nombreux renseignements sur des questions dont l'importance aurait pu tout d'abord vous échapper.

C'est par là uniquement que nous espérons vous aider à retirer de votre séjour aux eaux tout le profit possible et à obtenir rapidement la guérison que vous recherchez et que nous désirons avec vous.

Dr SALIGNAT.

LES CURES DE VICHY

I. — HISTORIQUE DE VICHY

De toutes les stations thermales, Vichy est une des rares villes qui ont un passé intéressant. A l'ancienneté de sa réputation, vous reconnaîtrez la valeur de ses eaux, puisque cette réputation n'a jamais cessé de s'accroître naturellement, sans bruit tapageur. Vichy a conquis tous ses grades progressivement et cette station occupe aujourd'hui un rang des plus élevés.

Epoque Romaine. — Les Romains furent les premiers à utiliser les vertus curatives des eaux de Vichy. Le Vicus Calidus des Romains n'était qu'un simple bourg, occupant seulement une très petite surface du Vichy actuel. Des fouilles, ayant amené la découverte de vestiges datant de l'époque romaine, nous font penser qu'il s'étendait entre l'établissement thermal de l'Etat et le Sichon. Dans le quartier de la Glacière, on a mis à jour une piscine revêtue intérieurement de ciment romain. On a retrouvé également les vestiges d'un aqueduc et des peintures à la fresque qui sont les restes de travaux et d'habitations de l'époque romaine. En outre, dans plusieurs points de la ville, des fouilles peu profondes ont fait découvrir des statuettes, des lampes, des objets votifs, des monnaies et des poteries de la même époque. Beaucoup de ces objets ont trouvé place dans différents musées. C'est ainsi qu'à Paris on peut voir, au Musée du Louvre, une statuette romaine excessivement curieuse, trouvée à Vichy. Cette statuette en bronze représente une femme accroupie qui, pour peu qu'on l'examine, devient singulièrement intéressante. Cette posture de fatigue, la face large aux joues pendantes, tout dans la personne nous donne l'impression d'une femme goutteuse.

L'artiste cependant a fait plus, car la femme laisse dépasser ses pieds et l'on voit bien que son pied gauche, volumineux et qui n'a pu être chaussé, est bien un pied goutteux. Enfin ce qui surprend le plus, c'est que la malade tient un gobelet à la main ; c'est une buveuse d'eau romaine.

Déjà la découverte des piscines nous avait fait supposer que les Romains employaient l'eau minérale en bains, cette statuette de goutteux nous donne à penser qu'ils l'employaient également en boisson.

Epoque du Moyen-Age. — A la civilisation si éclairée des Romains, succédèrent les ténèbres du Moyen-

Age. Il semble que le Vicus ancien ait disparu complètement alors et que ses eaux fussent oubliées.

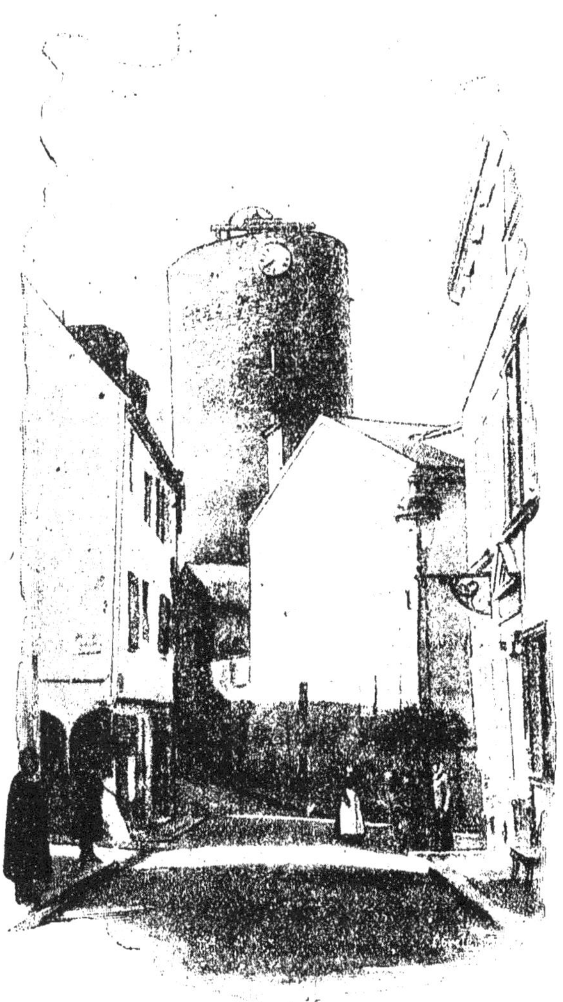

Fig. 1. — Vieille tour.

Après les invasions des Barbares, un nouveau village s'éleva, occupant l'emplacement du vieux Vichy actuel. Cette partie de la ville a conservé jusqu'à ces derniers temps un peu de son aspect moyenâgeux. C'est dans ce quartier de Vichy que s'élevait le couvent des Célestins, fondé par Louis II de Bourbon. Les religieux de ce couvent faisaient emploi des Eaux minérales et obtenaient, dès cette époque, des cures remarquables. Comment les vertus de ces eaux furent-elles retrouvées? Une légende curieuse veut que cette découverte soit due au hasard. On avait remarqué que le bétail, qui s'abreuvait d'une certaine eau, était plus beau et plus robuste; les gens du pays imitèrent leurs bêtes et s'en trouvèrent bien.

Les temps n'étaient pas favorables cependant pour faire de Vichy une ville de villégiature. Entourée de remparts, la ville était alors une place forte et, lors des guerres de la Praguerie et de la Réforme, elle eut à supporter de rudes assauts. Elle subit bien des vicissitudes, puisqu'elle changea souvent de mains. Après avoir appartenu d'abord à des seigneurs particuliers, elle resta un certain temps aux mains des ducs de Berry et d'Auvergne, puis elle devint la propriété des ducs de Bourbon.

Au XVIe siècle, après la trahison du connétable de Bourbon, les biens de ce seigneur furent confisqués. Le couvent des Célestins et les sources d'eaux minérales furent alors rattachés au royaume de

France et, depuis cette époque, ces sources n'ont jamais cessé d'appartenir à l'Etat.

Epoque du XVIIe siècle. — Jusqu'au XVIIe siècle, les vertus de nos eaux n'étaient guère connues que dans la contrée, mais à cette époque elles commencè-

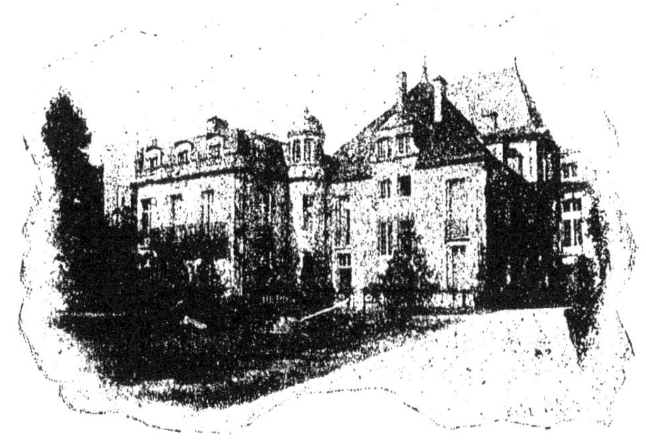

Fig. 2. — Pavillon Sévigné.

rent à se répandre au loin. Mme de Sévigné en entendit parler et elle vint faire une saison à Vichy en 1676. La maison qu'habita la célèbre marquise existe encore, c'est le pavillon Sévigné (fig. 2), modernisé depuis peu. Mme de Sévigné écrivit quelques lettres sur la cure de Vichy à cette époque. Ces lettres furent lues et cet éloquent témoignage de reconnaissance en faveur de nos eaux eut un écho auprès de nombreux malades. Ainsi le secret de nos sources était divulgué, pour la première fois, à la plus haute société de ce siècle, par une malade qui en avait expérimenté les effets sur elle-même.

Mme de Sévigné nous apprend, dans ses lettres, qu'on buvait alors beaucoup d'eau minérale et qu'on était fort préoccupé de la façon de prendre cette eau, ainsi que de la façon de la rendre. Dans ses lettres, la marquise décrivit aussi à ses contemporains étonnés les sensations encore peu connues de la douche, qu'elle compare à un supplice de l'enfer, mais à un bon supplice puisqu'il la guérit.

Il y avait en effet déjà un établissement thermal; mais, avec une installation des plus modestes; c'était de plus un local fort malpropre. Il portait le nom ironique de Maison du Roi.

Epoque du XVIIIe siècle. — La Maison du Roi ne devait disparaître que longtemps après.

En 1785 et en 1787, Mesdames Victoire et Adélaïde, tantes de Louis XVI, vinrent à Vichy. Ces dames, en 1787, chargèrent l'architecte Janson de la construction de l'ancien établissement. C'est à cette époque que fut fondé l'ancien hôpital, aujourd'hui démoli. Il était situé près de la source de l'Hôpital, à laquelle il a donné son nom. Plus tard, on créa, près de l'hôpital, un établissement qui fonctionne encore : ce sont les bains de l'Hôpital. Nous allons voir que ces différents établissements devinrent bientôt insuffisants.

Pendant leur séjour, Mesdames Victoire et Adélaïde firent planter l'allée ombragée qui réunit Cusset à Vichy et qui porte le nom d'allée de Mesdames. Enfin une source très connue prit en leur honneur le nom de source Mesdames.

Epoque moderne. — Napoléon Ier fit planter l'Ancien Parc; ce parc, situé entre le Casino et les Sources, est le lieu habituel de rendez-vous des promeneurs.

En 1814, Mme la duchesse d'Angoulême posait la première pierre d'un établissement appelé Nouvel Etablissement. Jusqu'à ces dernières années, ce fut le Grand Etablissement, mais il vient de perdre ce titre pour le céder au Nouvel Etablissement que la Compagnie inaugure en 1902.

Sous le règne de Louis-Philippe, le ministre Cunin-Gridaine s'occupa de l'embellissement de la ville et une rue qui longe l'Ancien Parc nous rappelle son souvenir.

Peu à peu Vichy s'était transformé et était déjà loin du pauvre bourg où Mme de Sévigné était venue faire une cure, et où il n'y avait d'autre distraction, disait-elle, que de voir danser la bourrée par les gens du pays.

Mais bientôt il devait recevoir une impulsion extraordinaire dans ses transformations successives. Sous le second empire, l'Empereur, à plusieurs reprises, de 1862 à 1864, y fit des cures et la ville reçut de nombreux témoignages de la faveur de son hôte puissant.

Napoléon III fit construire la digue qui protège la ville contre les inondations de l'Allier, si terribles à certaines époques de l'année. Sur cette digue, on a établi la promenade des Quais où vous passerez d'agréables instants. La vue y est fort belle, surtout au lever et au coucher du soleil.

Les nouveaux parcs, qui s'étendent le long de la digue, ont été plantés, par ordre de l'Empereur. Ces parcs mettent la ville à l'abri des vents et assainissent le sol et l'air. Ils forment de plus un lieu de promenade magnifique où l'on peut trouver pendant la journée de l'ombre, de la fraîcheur et du calme.

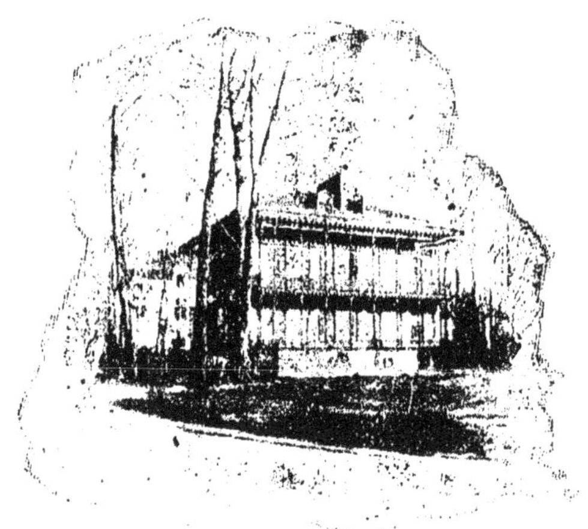

Fig. 3. — Chalet de l'Empereur.

Au milieu de la verdure des nouveaux parcs, vous verrez plusieurs chalets qui furent élevés pour l'Empereur et sa suite (fig. 3).

C'est pendant les séjours de Napoléon III que furent construits: la mairie, l'église Saint-Louis et la maison des Postes et Télégraphes.

D'autres embellissements transformèrent la physionomie de la ville. On perça des boulevards, des avenues, on créa des squares.

D'autre part, la Compagnie Fermière faisait des frais pour rendre le séjour de Vichy plus agréable. Dès 1853, l'exploitation des eaux avait été affermée à MM. Lebobe, Callou et Cie qui furent les fondateurs de la Compagnie fermière actuelle. Cette Compagnie fit construire en 1864, sur les plans de M. Badger, le Casino actuel, qui vient d'être transformé.

Dès cette époque, la foule se pressait autour de nos sources et la prospérité de Vichy s'accroissait rapidement, en même temps que sa réputation devenait universelle.

Depuis l'établissement du gouvernement républicain en France jusqu'à nos jours, c'est-à-dire depuis trente ans environ, notre ville fut le siège d'un si grand nombre de transformations qu'il est impossible de pouvoir vous en donner le détail.

Vichy est accessible à toutes les classes de la société, mais il compte ses principaux habitués parmi l'élite intellectuelle de notre société moderne. Plus que jamais on a besoin de ses eaux, car l'arthritisme, avec les conditions nouvelles de la lutte pour l'existence, étend de plus en plus ses ravages.

L'affluence des malades à Vichy, dans ces dernières années, a déterminé l'augmentation du nombre des ressources de notre station et la création d'installations nouvelles permettant d'appliquer tous les modes de traitement.

II. — VICHY AUJOURD'HUI

Géographie. — C'est au centre même de la France qu'est située la ville de Vichy, canton d'environ 13.000 habitants du département de l'Allier. Cette ville, qui reçoit environ 80.000 personnes l'été, paraît insuffisamment peuplée en hiver.

Cette situation, au centre de la France et dans une région où aboutissent de nombreuses voies ferrées, fait que Vichy n'est éloignée d'aucune des principales grandes villes de France.

Altitude. Climat. — La ville est située sur la rive droite de l'Allier, à une altitude de 259 mètres. En cet endroit, la vallée de l'Allier est entourée de chaque côté par des collines peu élevées, qui l'abritent des vents (fig. 4). Cette situation favorable nous offre un climat de plaine, doux, tempéré et surtout sédatif.

Géologie. — Le sol qui supporte Vichy est sablonneux et par conséquent parfaitement perméable, ce qui nous préserve de l'humidité. Un peu au-dessous du sable, se trouve le calcaire et c'est à travers le calcaire de la vallée de l'Allier qu'émergent les eaux

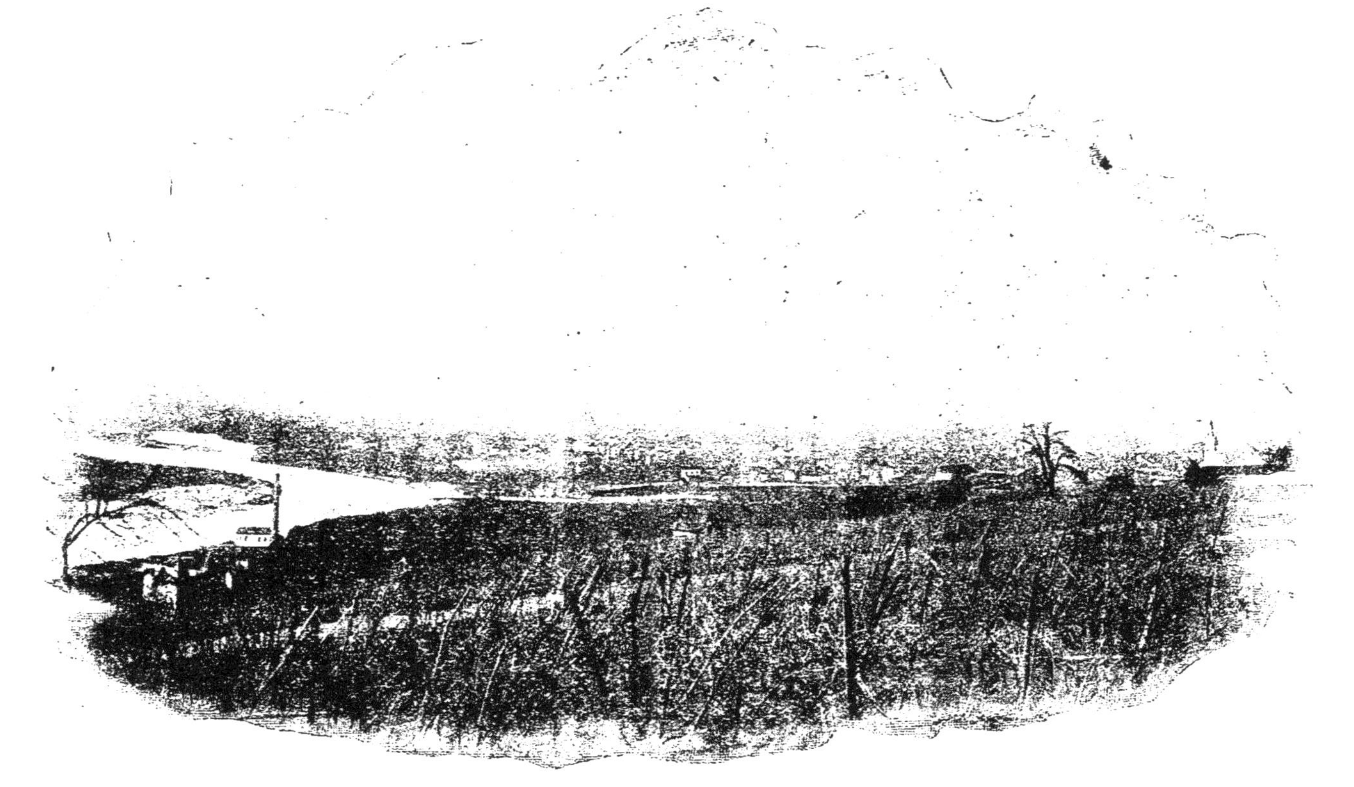

Fig. 4. — Vue générale de Vichy.

minérales, à des profondeurs très variables. Ces eaux paraissent toutes avoir une origine commune. On pense qu'il existe, à une très grande profondeur, une nappe d'eau souterraine qui alimenterait toutes les sources de la contrée. Cette nappe serait en communication avec les roches ignées du centre de la terre et elle recevrait par des fissures des vapeurs d'eau qui viendraient s'y condenser. De cette nappe unique et par des conduits ou des fentes à travers les diverses couches géologiques, l'eau s'élèverait jusqu'à une certaine distance du sol. Cette eau se minéraliserait pendant son trajet. Ainsi les différences que l'on trouve dans la minéralisation des diverses sources s'expliqueraient par le contact de l'eau avec des terrains différents. L'eau serait chaude à son origine et elle se refroidirait avant de sourdre à la surface du sol. Son refroidissement serait plus ou moins considérable, suivant que son ascension serait moins ou plus rapide. Ceci peut nous expliquer pourquoi, à Vichy, nous trouvons très proches les unes des autres des sources froides et des sources chaudes. Il reste à expliquer comment s'alimenterait la nappe souterraine. L'eau de notre atmosphère, filtrant à travers les terres, arriverait au contact du feu central et, réduite en vapeur, elle irait se condenser dans une immense cavité souterraine formant ainsi la nappe d'eau dont nous parlons.

Presque partout où l'on sonde autour de Vichy,

on tombe sur une colonne d'eau échappée de la nappe souterraine et les sources exploitées sont innombrables. Toutes ces sources ont des propriétés thérapeutiques différentes les unes des autres.

1. — LES SOURCES

Vichy est une ville thermale, riche en eaux minérales, puisqu'on y trouve dix sources, toutes douées de propriétés différentes. Ces sources ont toutes une

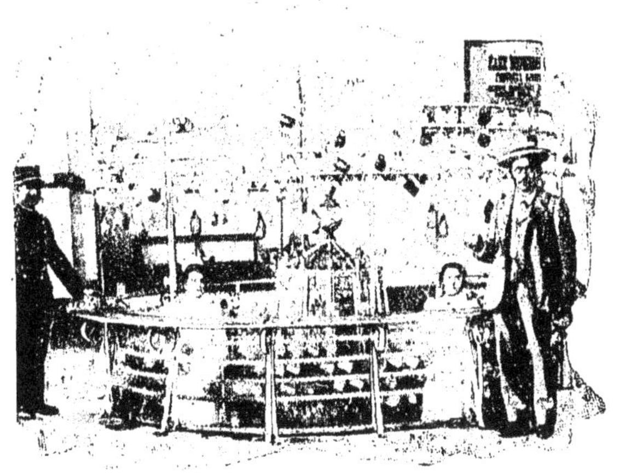

Fig. 5. — Source de la Grande-Grille.

composition à peu près semblable et on pourrait en conclure qu'elles doivent avoir des effets analogues. Or l'observation de chaque jour nous démontre le contraire. Nous verrons, lorsqu'il s'agira d'expliquer l'action de ces eaux, qu'il faut tenir compte non seulement du degré de leur température, mais aussi des différences les plus faibles dans leur minéralisation (fig. 5).

Les sources froides sont : les Célestins 14°, Larbaud 15°, Mesdames 16°, Lardy 20°, Parc 23°.

Les autres sources sont chaudes : Lucas 29°, Hôpital 32°, Grande-Grille 42°, Puits Chomel 44°, Puits Carré 44°.

Toutes ces sources donnent des eaux bicarbonatées sodiques, c'est-à-dire que le bicarbonate de soude y prédomine (5 grammes environ par litre).

Elles sont toutes fortement minéralisées, puisque leur minéralisation totale est d'environ 8 grammes par litre.

Outre le bicarbonate de soude, ces eaux contiennent de l'acide carbonique libre, des bicarbonates de potasse, de magnésie, de strontiane, de chaux, de fer, de manganèse, du phosphate et du sulfate de soude, de l'arséniate de soude, etc. Il convient de signaler encore la présence de la lithine.

L'eau de la plupart de nos sources est employée en boissons et en bains. Le débit de ces sources est amplement suffisant pour alimenter les établissements thermaux de Vichy et pour entretenir les buvettes.

2. — LES ÉTABLISSEMENTS

Les Établissements de l'Etat sont alimentés par les eaux du Puits-Carré, de la Grande-Grille et du

Parc. Le plus important (fig. 6), l'Etablissement de

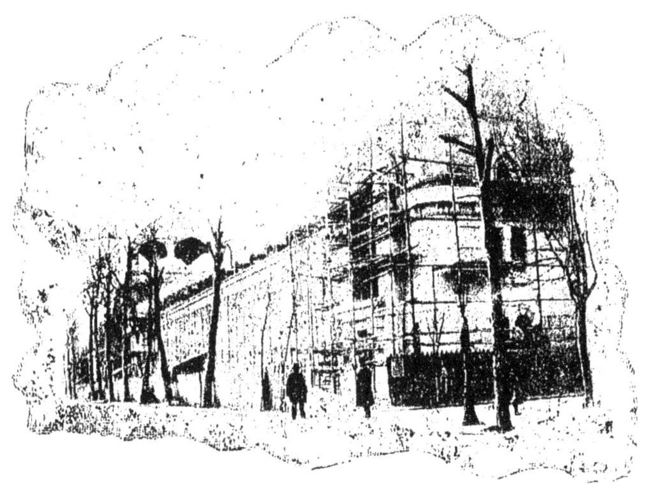

Fig. 6. — Nouvel établissement de 1re classe, aile gauche.

1re classe ou grand Etablissement, achevé en 1902. Il a été organisé de telle façon qu'il peut passer pour un établissement modèle. Bains de baignoire, bains minéraux, bains médicamenteux, bains simples, bains debout, douches en pluie, massage sous la douche, douches ascendantes, etc., toutes les formes de la balnéothérapie et de l'hydrothérapie peuvent y être pratiquées. Des services spéciaux comprennent : la mécanothérapie, l'électrothérapie, la radiographie et les bains de lumière.

L'État possède en outre un établissement de 2e classe et un établissement de 3e classe. On y emploie l'eau des mêmes sources et les services sont installés de la même façon que dans le précédent. Il faut faire exception cependant pour certains services spéciaux.

L'Etat est propriétaire des bains de l'Hôpital, alimentés par la source de l'Hôpital.

Tous ces établissements sont exploités par la Compagnie fermière des eaux de Vichy, qui a un bail avec l'Etat.

Il y a d'autres établissements appartenant soit à des particuliers, soit à une société.

Le Hammam possède un service complet d'hydrothérapie et de balnéothérapie.

L'établissement Lardy, situé dans le parc du même nom, est alimenté par la source Lardy.

L'établissement Larbaud est situé avenue des Célestins.

L'établissement du Dr Lejeune, où l'on trouve un service spécial de douches avec un médecin doucheur, est situé derrière le grand Etablissement.

Le Dr Berthomier possède un établissement d'hydrothérapie avec un service spécial d'électricité, avenue Victoria.

Enfin le Dr Versepuy pratique l'hydrothérapie froide dans son établissement de la rue de Ballore.

Dans tous ces établissements, on suit exactement les prescriptions du médecin consultant, qui reste seul juge des pratiques externes qui conviennent à chaque malade et de leur mode d'application.

Du reste, bon nombre de malades peuvent être dirigés sur Vichy uniquement pour profiter des nombreuses pratiques physiques de traitement, même lorsque l'emploi des eaux ne leur est pas nécesaire.

3. — LES HOPITAUX THERMAUX

Les indigents et les militaires sont traités à Vichy dans des hôpitaux spéciaux (hôpital militaire et hôpital thermal civil) où ils peuvent recevoir tous les soins que comporte une cure.

4. — LA GRATUITÉ

Une autre catégorie de malades peut recevoir gratuitement les soins médicaux des docteurs inscrits à la gratuité.

La Compagnie fermière assure à ces malades un service de bains et de douches gratuits. La plupart de ces malades sont des instituteurs ou des institutrices et des ministres des différents cultes remplissant les conditions nécessaires.

Il y a en outre un certain nombre de malades munis d'une autorisation spéciale du Ministère de l'Intérieur. Enfin une dernière classe comprend les malades indigents de toute la France appartenant à l'assistance publique.

Tous les renseignements concernant la gratuité sont donnés au Commissariat du Gouvernement, 11, rue Lucas.

5. — LE LOGEMENT

Par le nombre considérable de ses hôtels, Vichy offre tous les avantages désirables pour le logement. Il est facile pour chacun de se caser au gré de ses désirs et suivant ses propres ressources. Une excellente règle de conduite est de s'informer, avant de partir pour Vichy, d'une adresse de maison fréquentée par les gens de son monde ou de s)n pays. Dans tous les cas, nous savons que l'étranger trouve ici, sous le rapport du logement, des avantages qu'il ne rencontre dans aucune autre ville d'eau. Dans les principaux hôtels, les prix varient suivant le confortable des chambres et suivant l'étage (dans les uns, depuis 6 fr., 7 fr., 8 fr., par jour et au-dessus, dans d'autres depuis 12 fr., par jour et au-dessus).

On peut aussi se loger en villa et vivre la vie de famille.

6. — LES ATTRACTIONS

La plupart de nos malades sont habitués à des distractions dont il serait parfois nuisible de les sevrer complètement. Ils trouveront à Vichy les habitudes et les avantages de la grande ville, sous le rapport des distractions. C'est qu'il importe, en effet, au plus haut point, de combattre l'ennui et s'il convient

d'écarter l'excès des plaisirs, il faut cependant éviter
la dépression morale causée par la privation complète
de ces mêmes plaisirs.

Pendant toute la durée de la saison, il y a, deux
ou trois fois par jour, des concerts donnés par l'excellent orchestre du Casino.

La Compagnie Fermière vient de faire édifier un
très beau théâtre où l'on joue la comédie, le vaude-
ville, l'opéra-comique et l'opéra (fig. 7).

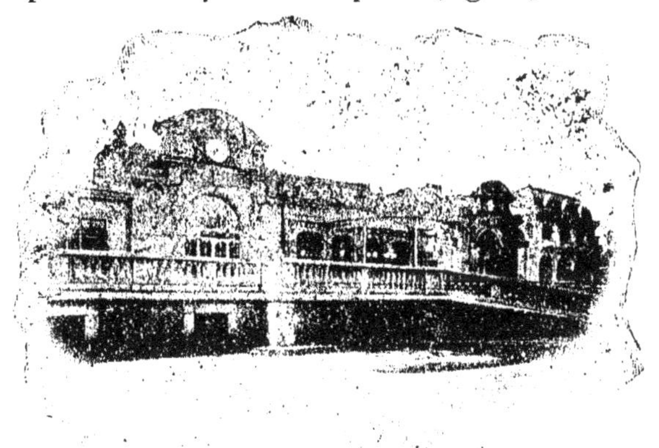

Fig. 7. — Le Casino et le Théâtre.

Il y a encore l'Eden-Théâtre, où se joue l'opérette,
le Jardin de Vichy dans le genre music-hall et l'Al-
cazar ou Café-Concert.

Les cercles de Vichy sont au nombre de trois et nous
les signalons surtout pour conseiller aux malades
d'éviter absolument les séances autour du tapis vert.

Pendant la grande saison, il y a plusieurs réunions
sportives.

Vers la fin de juin, a lieu à Vichy le concours Hippique du Sud-Est, qui dure un peu plus d'une semaine.

Les courses de chevaux donnent lieu à deux grandes réunions ; l'une en juillet, l'autre en août.

Des courses vélocipédiques ont lieu au mois d'août.

Pendant ce même mois, il y a encore des régates sur l'Allier.

Un tir aux pigeons est établi à demeure sur la rive gauche de l'Allier. On y dispute de nombreux prix pendant la saison.

Enfin on peut à Vichy faire de la gymnastique, de l'escrime, du cyclisme, du canotage, etc.

Citons en passant les bals du Casino et du Cercle International qui ont lieu chaque semaine.

7. — LES PROMENADES

Pour nos malades, la promenade est non seulement une distraction, mais encore un élément de cure le plus souvent indispensable.

De tous les lieux de promenade, l'ancien Parc, situé entre le Casino et les principales sources, est le plus fréquenté. Tout autour de ce parc, où ont lieu les concerts en plein air, il y a des galeries couvertes où l'on peut circuler par les temps de pluie.

Deux autres parcs, les Nouveaux parcs et les parcs des Célestins, offrent aux promeneurs une immense étendue, très ombragée, avec, de distance en distance, des pelouses, des corbeilles de fleurs et des bouquets d'arbres d'une grande beauté.

Les quais sont aussi un lieu de promenade très agréable d'où l'on jouit d'une très belle vue.

8. — LES ENVIRONS DE VICHY

Nous donnons ici un aperçu des nombreuses promenades ou excursions que vous pourrez faire dans les environs de Vichy.

Vesse. — Le village de Vesse, à 2 kilomètres de Vichy, est ce village qui dresse le joli clocher de son église, en face de Vichy.

Cusset. — Cusset, à 3 kilomètres, est relié à notre ville par plusieurs routes; la plus agréable pour le promeneur est l'allée Mesdames. Un tramway à air comprimé partant de la place de l'Église Saint-Louis peut vous transporter rapidement à Cusset.

Abrest. — Abrest, à 3 kilomètres, est un but de promenade; la route qui y aboutit est ombragée, elle a une pente moyenne.

Le Vernet. — Le Vernet est à 4 kilomètres, on s'y rend par un chemin à pente forte.

Montagne Verte. — A 4 kilomètres de Vichy, la Montagne Verte est aussi un but de promenade agréable.

Côte St-Amand. — La Côte St-Amand, dans le même genre, est à 5 kilomètres. Ces deux derniers lieux de promenade exigent quelques efforts pour faire l'ascension des deux collines.

Hauterive et Charmeil. — Hauterive, d'un côté, à 5 kilomètres, et Charmeil, de l'autre, à 6 kilomètres sont deux buts de promenades faciles, car les routes qui y conduisent sont planes.

Puy Grenier et Serbannes. — Pour se rendre au Puy Grenier (7 k.) ou à Serbannes (7 k.), la montée est rude.

St-Yorre. — La route qui conduit à St-Yorre (7 k.) est accidentée.

Les Malavaux. — L'accès des Malavaux (6 k.) est aisé, la route étant à pente faible.

Bois Randenay et Brugheas. — Pour se rendre au bois Randenay (4 k.) et à Brugheas (7 k.), on suit une route à pente moyenne, mais longue.

Nous vous signalons encore les excursions suivantes : l'Ardoisière (12 k.), le château de Randan (14 k.), Ris (16 k.), le château de Busset (17 k.), Billy (15 k.), Châteldon (20 k.), La Palisse (23 k.), le pont de Rouzat, près Gannat (32 k.), Thiers (36 k.).

Les personnes les plus valides pourront faire de très belles excursions dans les montagnes de la Margeride et dans les monts d'Auvergne.

Les communications sont faciles par le chemin de fer entre Vichy et Clermont ou Issoire, centres de nombreuses excursions en Auvergne, et principalement dans la chaîne des Puys.

III. — LES INDICATIONS DE VICHY

1. — INDICATIONS

Troubles généraux. — Une cure à Vichy est indiquée dans la convalescence des fièvres graves, afin de faire disparaître les nombreux troubles qui n'ont pu être combattus par les médications ordinaires. Nos eaux sont utilisées contre les conséquences du paludisme chronique et notamment contre les congestions du foie et de la rate. Elles sont également aptes à combattre les manifestations des intoxications chroniques, telles que l'alcoolisme et le morphinisme. Elles sont utilisées encore contre les intoxications causées par l'ingestion des médicaments, contre les intoxications alimentaires, etc. Certaines sources de Vichy, par le fer qu'elles contiennent, sont très efficaces dans l'anémie et la chlorose.

Troubles de la nutrition. — Les arthritiques, d'une façon générale, sont les hôtes choisis de Vichy. Il convient cependant de n'employer les eaux que chez les malades vigoureux et d'écarter ceux qui sont trop affaiblis ou cachectiques et ceux qui sont sujets aux congestions et aux hémorragies. Cette réserve étant faite, nous pouvons les employer chez un grand nombre d'artério-scléreux. Les goutteux gras et vigoureux, surtout ceux qui ont des troubles gastro-intestinaux, sont tributaires de nos eaux. Les lithiasiques ne trouvent guère de soulagement qu'à Vichy; il convient seulement qu'ils s'abstiennent de venir aux eaux après une crise aiguë. Les diabétiques gras, vigoureux, sont transformés par l'usage de nos eaux. Les obèses, surtout les obèses par défaut d'assimilation, retireront un grand profit des cures de Vichy. Les rhumatisants chroniques, quelle que soit l'affection dont ils sont atteints : rhumatisme musculaire, rhumatisme noueux, lumbago, sciatique, névralgies diverses, doivent avoir recours aux différents traitements employés ici.

Certains albuminuriques chroniques sont traités à Vichy; ce sont surtout des malades dyscrasiques, atteints du diabète ou de la goutte, ce sont encore des albuminuriques dyspeptiques ou chloro-anémiques.

Affections de l'estomac. — Les affections chroniques des organes digestifs fournissent à Vichy la majorité de ses malades. Toutes les dyspepsies chroniques, de quelque cause qu'elles soient, y sont traitées très efficacement. Citons en particulier les dyspepsies des arthritiques, des goutteux, des lithiasiques, des chloro-anémiques, des gastro-hépatiques, des alcooliques et des autres malades intoxiqués par l'abus des viandes, des médicaments, des liquides frelatés, etc.

Les autres affections de l'estomac traitées à Vichy sont : les gastrites chroniques, l'hyperchlorhydrie, l'hypochlorhydrie, la dilatation de l'estomac, l'ulcère de l'estomac après la période de cicatrisation, et la gastralgie.

Affections du foie. — Les maladies du foie sont excessivement nombreuses à Vichy, et nos eaux ont toujours sur elles une action merveilleuse, supérieure à toute médication. On envoie ici les malades atteints d'ictère chronique (calculeux, catarrhal ou bilieux), ceux qui sont atteints de congestions chroniques du foie (lithiasiques, goutteux, arthritiques, paludéens, dyspeptiques, alcooliques, cirrhotiques). Enfin il faut faire une mention à part pour les malades atteints de lithiase biliaire, tant leur nombre est considérable. Il faudra éviter d'envoyer ces malades à Vichy, aussitôt après une crise aiguë de colique hépatique, et attendre que tout phénomène aigu soit complètement éteint.

Affections de l'intestin. — Les affections chroniques de l'intestin traitées chez nous sont : les diarrhées chroniques, notamment les diarrhées des pays chauds, la dysenterie à la période de réparation, la constipation chronique et la colite mucomembraneuse.

Affections des organes génito-urinaires. — Un certain nombre d'affections des organes génito-urinaires sont justiciables de Vichy. Nous recevons les malades atteints de lithiase rénale acide, après la disparition des accidents de la colique néphrétique. Beaucoup de malades atteints de cystite chronique sont améliorés à Vichy. On traite aussi avec succès les métrites chroniques, les accidents provoqués par les fibromes, enfin l'aménorrhée et la dysménorrhée.

Affections des voies respiratoires. — Quelques affections chroniques des voies respiratoires sont justiciables d'une cure de Vichy : le coryza, la pharyngite, la laryngite et la bronchite chroniques, l'asthme et l'emphysème.

Affections de la peau. — Nous terminons cette longue énumération par les affections cutanées qui sont habituellement modifiées par l'usage de nos eaux : les eczémas, le lichen, le psoriasis, l'urticaire, le prurit, les furoncles, l'acné, les diabétides et la gangrène des diabétiques.

2. — LES CONTRE-INDICATIONS

Les contre-indications aux cures de Vichy sont, d'une façon générale, les accidents aigus, les accidents nerveux importants, la tendance aux congestions ou aux hémorragies, la faiblesse du malade, la tuberculose déclarée, le cancer, les affections cardiaques non compensées. Il y a également contre-indication dans le cas d'anasarque, d'ascite, d'hydropisie, d'urémie.

3. — VICHY ET CARLSBAD

Carlsbad est considérée parfois, mais à tort, comme une station thermale rivale de Vichy. Les eaux de Carlsbad agissent de toute autre façon que nos eaux, et, si leur usage peut être sans inconvénient chez certains malades pléthoriques, il n'en est pas de même chez les autres malades. Ces eaux, ayant surtout des effets purgatifs, déterminent l'exagération des fonctions du tube digestif et l'affaiblissement consécutif de ces mêmes fonctions. Elles modifient l'état général, surtout par la forte saignée séreuse qu'elles occasionnent peu à peu et qui ne peut être utile qu'aux tempéraments sanguins vigoureux. Nos eaux, au contraire, régularisent les fonctions du tube digestif, sans les affaiblir, et, étant mieux absorbées, elles pénètrent plus profondément dans notre organisme, qu'elles modifient d'une façon durable, en le fortifiant.

Nous obtenons fréquemment, par la cure de Vichy, des succès chez des malades que le traitement de Carlsbad avait plutôt épuisés ; par contre, il est souvent utile d'envoyer dans cette station étrangère certains malades pour lesquels nos eaux sont contre-indiquées.

IV. — LES CURES DE VICHY

1. — LE NOMBRE DES CURES

Les malades que nous traitons à Vichy sont des
chroniques. Ce sont pour la plupart des arthritiques.
Aussi il s'agit non seulement de guérir certaines
affections locales, mais aussi d'améliorer l'état
général, toujours compromis. L'affection locale ré-
trocède ordinairement assez rapidement, mais il
faut souvent plusieures cures pour modifier profondément l'état général. Le nombre de ces cures
ne peut être déterminé à l'avance, car, si, chez certains malades, une ou deux cures peuvent suffire,
chez d'autres, au contraire, il faudra un plus grand
nombre de cures plus ou moins espacées. Les modifications dans l'état de santé obtenues aux eaux ne
peuvent indiquer quelle est la règle de conduite à
tenir à ce sujet, et il conviendra surtout de considérer l'amélioration ressentie par les malades
après leur cure et la durée de cette amélioration.
Les bons effets de la cure peuvent du reste n'apparaître que tardivement et telle personne, qui quitte

Vichy, sans guérison très apparente, est souvent très étonnée de ressentir un très grand soulagement quelques semaines après son retour. Il est possible en effet qu'une cure très active occasionne quelque fatigue, qui voile les bons effets du traitement.

Ça n'est pas le cas le plus habituel, car le plus souvent nos malades sont immédiatement améliorés dès leur première semaine aux eaux.

2. — LA CURE INDIVIDUELLE

Il importe aussi que vous sachiez que les succès seront très variables, suivant que vous aurez eu recours à des pratiques plus ou moins bien appropriées à votre état particulier. Chacun de nos malades est en effet soumis à un traitement qui ne convient qu'à lui seul.

Nous ne pouvons que répéter ici ce que nous avons déjà dit dans notre préface : « La difficulté est plus grande qu'on ne le pense généralement, même pour le médecin d'Eaux, puisqu'il s'agit de traiter chaque malade suivant la façon toute personnelle qu'il a de subir la maladie d'après son tempérament et d'après sa résistance. D'autre part, il importe aussi de tenir compte des susceptibilités personnelles pour chaque mode de traitement, afin d'avoir recours aux procédés, qui ont l'influence la plus favorable sur l'état actuel du malade. »

A Vichy, il y a autant de cures différentes qu'il y a de malades et personne ne doit se préoccuper de ce que fait le voisin. L'eau de telle source, la douche, le massage, etc., qui réussissent chez vous, peuvent n'être pas supportés par une autre personne, bien que vous souffriez du même mal qu'elle. Evitez donc de donner de mauvais conseils, mais évitez surtout d'en recevoir, car vous ne manquerez pas de rencontrer d'ardents prosélytes qni vous diront: Ceci m'a réussi, faites comme moi. Demeurez toujours sceptiques et rappelez-vous que ce qui guérit un autre malade peut être nuisible pour vous.

3. — LA SURVEILLANCE DU MÉDECIN

Quelques malades pensent qu'il suffit de se faire indiquer au début de la cure la ligne de conduite à tenir et qu'ensuite tout ira pour le mieux. Cette façon d'agir n'est pas sans dangers; le médecin qui s'y prête ne manque pas de prévenir qu'il peut arriver des accidents. Une cure se passe rarement d'une façon régulière. Au début, on étudie le malade, puis on organise un traitement qu'il faut bientôt ou activer, ou modérer, ou même supprimer pendant un laps de temps variable.

Le médecin d'eaux a reconnu votre mal, il a sondé votre organisme qui est le terrain où va se livrer le combat contre la maladie, c'est alors qu'armé des nombreux éléments de cure il s'efforce de porter secours, tantôt à un organe, tantôtà un autre. Il doit surveiller votre état général qu'il faut régulariser. Dans cette lutte, il peut utiliser des moyens excitants ou calmants, plus ou moins énergiques, et il faut qu'il ait continuellement son malade en main pour employer ces moyens au moment le plus opportun.

4. — LA DURÉE DE LA CURE

La durée du traitement est aussi un élément très important du succès. La mode s'est rapidement généralisée de faire une saison de vingt et un jours. Le plus souvent on peut accepter comme moyenne ce nombre de jours.

Il ne semble pas utile de prolonger outre mesure une cure parfois pénible; nous avons pu en faire la preuve sur nous-même. Cependant, il n'y a rien d'absolu et si, pour une raison quelconque, le traitement a dû être interrompu, ou si l'effet cherché n'est pas suffisant, il sera nécessaire de prolonger le temps de votre séjour. Dans certains cas, nos malades auront intérêt à faire des cures plus courtes encore, mais renouvelées. Certains organismes ne se laissent modifier que par un traitement énergique et prolongé; d'autres, au contraire, réagissent très rapidement, mais l'effet peut s'épuiser très vite, et il convient de les soumettre à une période de repos pour reprendre ensuite la cure.

5. — LES ÉLÉMENTS HABITUELS DES CURES

Vichy possède un nombre considérable de ressources pouvant être utilisées suivant les cas les plus particuliers qui se présentent. Il convient de ne pas faire abus de cette richesse et de n'avoir recours qu'aux seules pratiques que nécessite l'état particulier de chaque malade. Les cures d'eaux exigent, ainsi que vous le verrez, des procédés différents qui demandent des connaissances très spéciales pour leur emploi.

Les cures de Vichy, d'une façon générale, comportent plusieurs éléments ; les uns employés habituellement, les autres appliqués dans des cas plus restreints.

Parmi ces éléments, il en est un dont vous subissez l'influence, parfois à votre insu : c'est le déplacement. Vous retirez de grands avantages de votre changement de climat et d'habitudes. Vous êtes transportés, en effet, dans un milieu plus sain, loin de vos soucis professionnels ou autres. Vous rompez aussi parfois avec certaines habitudes nuisibles pour votre santé.

Vous considérerez ensuite, comme facteur important de votre cure, le régime. Il faut que vous soyez absolument disciplinés sous ce rapport et que vous observiez rigoureusement les prescriptions qui conviennent à votre maladie et à votre état particulier. Il vous est facile, à Vichy, de vous habituer à cette nécessité, car vous n'avez pas les occasions qui vous pousseraient chez vous à l'abandonner. Pendant toute la saison, vous ne ferez donc aucun écart de régime et vous serez ainsi préparés à subir l'influence de nos eaux minérales, dont les effets apparaîtront dans toute leur force.

Nous recommandons l'exercice à la plupart de nos malades. Tout exercice, quel qu'il soit : marche, escrime, canotage, etc., pour être utile, doit être progressif. Certains malades, dont il est nécessaire de ménager les forces, pourront avoir recours soit au massage, soit à la gymnastique suédoise, soit à la mécanothérapie.

Bien qu'il n'y ait rien à négliger dans une cure, il paraît évident que la partie essentielle de toute cure de Vichy est l'emploi de l'eau minérale. Cette eau est utilisée à l'intérieur en boisson et à l'extérieur en bains ou en douches. A Vichy, la buvette est gratuite et c'est un avantage pour tous les malades. Cependant, comme l'accès de nos sources est libre pour tous, il peut en résulter de graves inconvénients. Il importe de considérer nos eaux comme des médicaments actifs et il convient de n'en user que sur la prescription du médecin consultant. On a mis auprès de chaque source des avis pour engager les malades

à se conformer à cette ligne de conduite. Chaque
année, il y a quelques imprudents, qui, ayant bu de

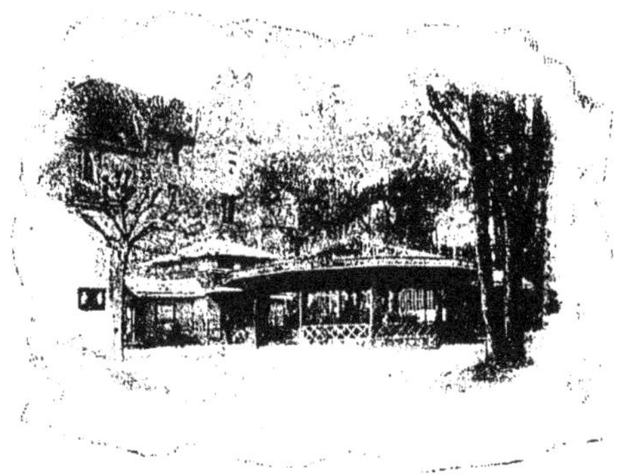

Fig. 8. — Source des Célestins.

l'eau à volonté, ont vu éclater chez eux des accidents graves. D'autres personnes se croient plus
prudentes parce qu'elles ont eu soin de s'informer
des doses. Mais quelle est la dose qui convient à
chacun de vous ? Emploierez-vous les petites doses
ou bien les fortes doses ? Les doses employées à
Vichy varient beaucoup, depuis quelques grammes
jusqu'à un litre et plus. Il n'est pas toujours facile,
même pour le médecin, de juger de suite quelle est
la dose qui vous convient et il faut souvent quelques
essais. On est, d'autre part, facilement porté à croire
que chaque source a une action spéciale sur certaines maladies, aussi on s'en tient à des indications
fantaisistes. Or il n'est pas exact de croire que la
Grande-Grille est toujours pour les affections du

foie, l'Hôpital toujours pour les affections de l'estomac, les Célestins, uniquement pour les affections
des voies urinaires. Toutes ces sources agissent
souvent dans les mêmes maladies, mais avec des
succès très variables, qui dépendent surtout du
malade. Il y a des susceptibilités particulières à l'é-
gard de certaines sources, et alors qu'une source
sera mal supportée, une autre source donnera d'excellents résultats. Nous employons à Vichy de préférence les sources chaudes parce qu'elles sont douées
d'une plus grande activité et qu'elles provoquent
cependant moins facilement les congestions. Les
sources froides ont cependant des indications particulières et elles nous sont toutes utiles.

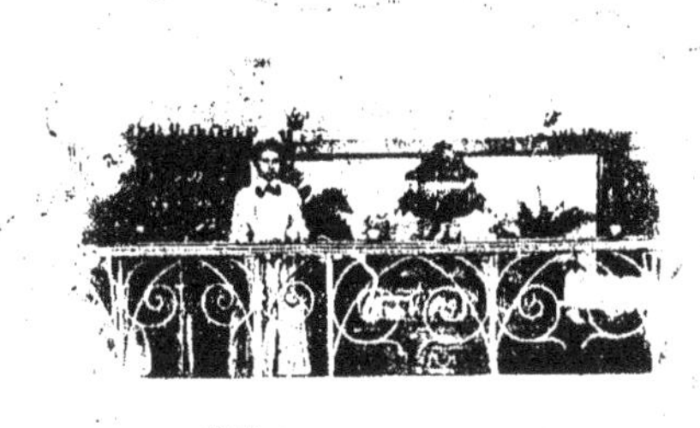

Fig. 9. — Source Mesdames.

Après l'eau minérale en boisson, viennent les bains
minéraux. Ils sont très employés, mais nous sommes
loin aujourd'hui des vingt et un bains, obligatoires
jadis. On peut avoir recours aux bains pour aider
l'action du traitement interne. Ils seront très utiles

aussi dans certains cas, alors que la médication interne aura été interrompue. Il n'y a rien de très particulier à dire sur l'emploi des douches d'eau minérale.

Eléments spéciaux des cures. — Nous venons de vous indiquer les éléments les plus habituels des cures de Vichy, mais nous avons un nombre très considérable d'autres ressources, qui peuvent être utilisées dans les cas spéciaux.

L'eau minérale s'emploie encore en douches locales, en lavages, en irrigations et en injections.

L'eau ordinaire, froide ou chaude, est employée sous toutes les formes (douches, bains, piscine).

Nous avons à Vichy des étuves sèches et des étuves humides.

Le massage, la gymnastique suédoise et la mécanothérapie ont souvent des indications particulières.

L'électricité est également utilisée sous différentes formes.

L'acide carbonique, si abondant dans les sources de Vichy, est employé en bain, en douche et en inhalations.

Très prochainement, nous aurons à notre disposition les bains de lumière.

Nous avons voulu vous donner seulement un aperçu de tous les éléments des cures de Vichy, mais nous reprendrons en détail chaque élément, afin d'en faire ressortir l'utilité.

6. — LE MOMENT FAVORABLE POUR LA CURE

Tous les malades doivent savoir qu'il n'est pas indifférent de faire une cure à un moment quelconque. Il ne faudra jamais venir à Vichy immédiatement après une poussée aiguë. Il sera nécessaire d'attendre un temps suffisant pour être sûr que tout phénomène aigu aura bien disparu, car on risquerait de voir reparaître ce même phénomène sous l'influence du traitement.

A quelle époque peut-on aller à Vichy. — On peut aller à Vichy à n'importe quelle époque de l'année, aussi bien l'hiver que l'été. L'établissement thermal de la Compagnie est ouvert toute l'année. Cependant l'époque de la grande saison commence à la fin d'avril et finit dans le mois d'octobre. Les mois les plus favorables pour les grands malades sont : mai, juin, septembre et octobre. Les mois les moins paisibles sont juillet et août ; ils sont préférés par ceux qui, étant moins préoccupés de leur santé, recherchent surtout la distraction.

7. — LA JOURNÉE D'UN MALADE A VICHY

Le plus habituellement le malade recevra la visite de son médecin le matin au lit. Il se lèvera de bonne heure, avant huit heures.

Suivant les indications du médecin, il prendra ou ne prendra pas le petit déjeuner du matin. La plus grande partie de la matinée sera consacrée aux diverses pratiques de la cure : bain, douche, massage, etc. Le malade ira boire aux sources indiquées les doses prescrites par son docteur

Vers onze heures, il déjeunera. Il pourra faire la sieste après le repas, si son médecin n'y trouve aucun inconvénient. Dans le cas contraire, il devra s'asseoir à l'ombre ou ne se livrer qu'à une marche très modérée.

Si l'exercice lui a été recommandé, il attendra que la digestion soit suffisamment avancée pour commencer quelque promenade ou excursion.

Un peu avant le dîner, il retournera à la buvette. Il dînera vers 6 heures. Après le repas du soir, il fera la sieste ou se livrera à une marche modérée. Il se couchera de bonne heure, c'est-à-dire avant dix heures.

Certains malades ne devront boire à la source qu'après les repas.

On remplira les intervalles de la journée par les distractions : promenades, concerts, parfois théâtre, etc.

V. — LES RÉGIMES

Parmi les nombreux malades qui fréquentent Vichy, il en est fort peu qui puissent se dispenser de suivre un régime spécial; c'est pourquoi nous donnons à cette question du régime une place importante.

Notions générales. — Nous sommes obligés de vous exposer tout d'abord quelques notions générales, dont l'étude, un peu aride, est cependant nécessaire pour vous expliquer l'importance des régimes.

Vous devez savoir que tout régime est basé sur la ration alimentaire nécessaire à chacun de nous. On appelle ration alimentaire la quantité d'aliments indispensable chaque jour pour l'accroissement régulier de notre corps, et pour équilibrer les pertes que l'organisme subit chaque jour (l'adulte n'ayant à considérer que ce dernier but). Nous avons plusieurs procédés pour nous assurer que les gains compensent les pertes, mais la plupart de ces procédés ne peuvent être utilisés que par le médecin. Cependant, en pratique, on peut le plus souvent se contenter de la bascule.

Il suffit alors de se peser chaque jour et de noter

les variations du poids du corps. Bien que cela paraisse simple, cependant peu de malades savent le faire. Pour bien se peser, il convient d'avoir sur soi les mêmes effets, de ne pas se peser après les repas, d'opérer toujours à la même heure de la journée et enfin d'exonérer complètement auparavant l'intestin et la vessie. Les chiffres que vous obtiendrez n'auront aucune signification pour vous, si vous ne savez pas les interpréter. Vous devez savoir que le poids normal varie avec la taille et que ce poids correspond à autant de kilogrammes qu'il y a de centimètres au-dessus d'un mètre. Ainsi un homme de 1 m. 71 doit peser 71 kilogrammes. Cette indication est un point de repère précieux, mais il convient d'éviter les abus. En effet, il ne faut pas espérer pouvoir amener au poids normal certains obèses, ou tenter d'engraisser trop rapidement certains malades très amaigris; une telle conduite pourrait avoir de grands dangers.

Un chiffre au-dessus ou au-dessous de la moyenne a le plus souvent moins d'importance pour nous que les variations plus ou moins rapides du poids dans un sens ou dans l'autre.

Ce sont les indications fournies par ces variations qui servent à établir le choix et la quantité d'aliments convenables pour nos malades.

Les substances qui entrent dans notre alimentation sont les albuminoïdes, les graisses et les hydrocarbures. Les albuminoïdes servent surtout à la réparation de nos tissus et leur quantité, pour chacun de nous, est à peu près invariable. Il n'en est plus de même pour les graisses et les hydrocarbures, sur lesquels peuvent porter les plus grandes variations, suivant qu'il s'agira de diminuer les excès ou de compenser les pertes. Ces substances peuvent être comparées au combustible (charbon ou coke), que l'on met dans la machine et qui sert à produire du travail. Ils s'accumulent dans l'organisme pour y être brûlés au fur et à mesure des besoins, c'est-à-dire à l'occasion de tout effort, pour lequel il y a toujours dépense d'énergie.

Suivant donc que l'homme est au repos ou qu'il travaille, il dépensera très peu d'énergie ou beaucoup.

C'est pourquoi, à l'état normal, la ration alimentaire au repos n'est plus la même que la ration alimentaire pendant le travail. Un bureaucrate, assis continuellement dans son fauteuil, ne doit pas se nourrir comme un bûcheron qui peine toute la journée. Ils pourront l'un et l'autre absorber la même quantité de substances albuminoïdes, mais le dernier devra prendre une quantité beaucoup plus considérable d'hydrocarbures et de graisses.

L'homme au repos a beaucoup moins de dépense d'énergie, il brûle moins d'aliments et le surplus du nécessaire s'accumule dans l'organisme, où il est une cause de désordre. Dans les villes où la vie est facile, on s'abandonne aisément à la bonne chère, mais on ne tarde pas à en ressentir les inconvénients.

Il faut plusieurs essais avant de déterminer, pour chacun de nous, la quantité d'aliments qu'on doit prendre, suivant le travail que l'on produit. En effet, certaines personnes assimilent beaucoup mieux que d'autres, nous entendons par là qu'elles utilisent une plus grande quantité des aliments ingérés. En réalité, il conviendrait d'établir pour chacun de nous une ration individuelle, en se basant sur les besoins de l'organisme. Ces besoins varient beaucoup avec l'âge, la taille, le sexe, le climat et enfin le travail.

Nous avons dit que les principales variations dans les rations alimentaires devaient surtout porter sur les substances grasses et sur les hydrocarbures. Mais ces substances, pas plus que les albuminoïdes, ne se trouvent à l'état isolé dans notre alimentation; les différents aliments en contiennent des quantités diverses. C'est pourquoi, afin de nous aider dans le choix des aliments à prescrire dans chaque régime, nous avons des tables qui nous donnent la composition de chaque aliment. Pour vous, il suffit de savoir que les viandes et les poissons sont en grande partie composés de substances albuminoïdes, que les pâtes alimentaires, les légumes, les fruits, le pain et les farines contiennent surtout des hydrocarbures et que les corps gras sont les graisses, l'huile, le beurre, la crème.

Pour établir un régime, il faut encore connaître la façon dont les aliments sont acceptés par chaque organisme. Il faut s'attendre à rencontrer parfois de très grandes différences d'une personne à une autre. Tous les jours nous voyons des gens qui se trouvent bien de l'usage de certains aliments, réputés peu digestibles, alors qu'ils ne peuvent en supporter d'autres plus légers. Nous devons donc tenir compte des susceptibilités de chacun. Cependant, en se basant sur un nombre considérable d'expériences, on a pu dresser des listes d'aliments d'après leur ordre de digestibilité. Nous y aurons recours, lorsqu'il s'agira de choisir des aliments devant diminuer le travail des organes digestifs.

Les aliments sont non seulement plus ou moins digestibles, mais encore plus ou moins nutritifs, c'est-à-dire qu'ils introduisent dans notre organisme plus ou moins de matériaux utilisables. Généralement les termes digestible et nutritif sont opposés l'un à l'autre, ainsi un aliment très digestible est habituellement peu nutritif et inversement. Un petit nombre d'aliments réunissent les deux qualités et nous les utilisons suivant les indications.

Si l'homme sain peut manger de tout, en évitant les excès, il n'en est plus de même des malades. Dans un grand nombre d'affections, certains aliments sont moins parfaitement élaborés et il convient d'éliminer ceux qui ne peuvent être tolérés ou qui ne peuvent être complètement assimilés. C'est ainsi que les diabétiques doivent rejeter les aliments féculents ou sucrés et que les albuminuriques ne peuvent user des viandes qu'avec une prudence extrême.

1. — QUALITÉS DES ALIMENTS

Dans chaque régime, il faut faire choix de certains aliments; il est donc nécessaire de dire quelques mots des qualités de ceux que vous trouverez habituellement sur la table.

Les bouillons ont une valeur alimentaire à peu près nulle. Ils ne peuvent avoir d'autre but que de flatter le goût et de disposer l'estomac à prendre des aliments. On peut les rendre nutritifs, en y incorporant des pâtes. Les bouillons concentrés, bien que plus nutritifs que les bouillons simples, n'ont pas grande valeur. Ils contiennent à plus haute dose que ceux-ci des substances toxiques.

Les soupes n'ont de valeur alimentaire que par la quantité de pain et de légumes qu'elles contiennent. Elles ont l'inconvénient, étant prises au début du repas, d'amener de suite la satiété. On peut leur reprocher aussi de provoquer la distension de l'estomac par la grande quantité d'eau qu'elles contiennent.

Les viandes sont très nutritives. Il importe cependant de n'en user qu'avec modération. En effet, elles contiennent des substances toxiques qui sont nuisibles pour l'organisme. Plus les viandes sont fraîches, et moins elles contiennent de toxines. Les viandes grasses sont d'une digestion plus difficile que les viandes maigres. Les viandes d'animaux jeunes sont plus digestibles que les viandes d'animaux faits ou vieux, mais elles sont, par contre, moins nutritives. La différence entre les viandes noires et les viandes blanches consiste dans une plus forte proportion d'hémoglobine, qui est un élément du sang; c'est une substance peu digestible. Pour enlever en partie cet inconvénient aux viandes noires, il suffit de saigner l'animal.

Les poissons, au point de vue alimentaire, viennent après les viandes. Comme ils fermentent très vite, ils contiennent de nombreuses toxines, alors même que leur chair est toujours savoureuse. Ils devraient être mangés au sortir de l'eau, c'est pourquoi nous recommandons les poissons de nos rivières pêchés depuis peu. On divise les poissons en deux grandes catégories : les poissons gras et les poissons maigres. Parmi les poissons maigres, qui sont les plus digestibles, nous citerons : la carpe, le brochet, l'ombre-chevalier, la perche, la truite, la barbue, le turbot, le merlan, le rouget, et le colin.

Les crustacés sont d'une digestion difficile. Ils contiennent des toxines en quantité.

On peut diviser les légumes en deux grandes classes : les légumes frais et les légumes secs. Les légumes frais contiennent une grande quantité d'eau et beaucoup de substances qui ne sont pas assimilées, ils sont donc peu nutritifs. Les légumes secs au contraire ont une grande valeur alimentaire. Certains même (haricots, lentilles, etc.) sont aussi nourrissants que les viandes. Les légumes ont l'avantage de ne pas introduire de toxines dans l'organisme. Comme ils sont le plus souvent assaisonnés avec du beurre, de l'huile, de la graisse, ils servent encore à transporter avec eux des corps gras qui sont très nutritifs. Les légumes secs sont enveloppés d'une coque qui se laisse difficilement attaquer par les sucs digestifs. Il suffit de les écraser et de les présenter sous forme de purées, pour les rendre très digestibles.

Les corps gras de toutes natures : graisses, huiles, beurre, etc., sont très nutritifs, mais ils sont aussi très difficiles à digérer. Le beurre et surtout la crème du lait ont moins d'inconvénients que les autres corps gras.

Le lait est un aliment complet, d'une digestion facile, pouvant rendre d'énormes services. Le régime lacté absolu est insuffisant pour réparer les pertes de l'organisme et il ne peut être qu'un régime d'attente. Dès qu'on le pourra, en effet, on aura recours au régime lacté mixte qui, lui, peut être supporté indéfiniment.

Les œufs sont très digestibles et très nutritifs. L'albumine cuite, se laissant plus difficilement attaquer par les sucs digestifs, les œufs sont d'une digestion d'autant plus facile qu'ils sont moins cuits.

Les épices n'ont généralement aucune valeur dans l'alimentation. Si elles ont l'avantage de stimuler l'appétit, elles ont par contre l'inconvénient d'irriter les voies digestives. Il convient de n'en user qu'avec beaucoup de modération. Les condiments et les hors-d'œuvre sont généralement très épicés.

Les fromages ont une très grande valeur alimentaire. Les fromages faits ont cependant l'inconvénient de contenir d'énormes quantités de toxines. Ils sont de plus peu digestibles. Les malades doivent préférer les fromages frais : fromages blancs ou fromages à la crème.

Les pâtisseries sont d'autant plus lourdes et d'autant plus nutritives qu'elles contiennent plus de beurre et de sucre. Les pâtisseries sèches et peu sucrées ont moins d'inconvénients.

Les fruits n'ont pas grande valeur dans l'alimentation. Les fruits crus sont difficilement digérés. Les fruits cuits sont moins indigestes.

Les boissons ont leur importance au point de vue alimentaire et nous devons en dire quelques mots.

Tous les apéritifs sont à rejeter, ils sont nuisibles pour l'homme sain et à plus forte raison pour le malade.

L'alcool, sous toutes ses formes, est absolument funeste pour l'homme. Toutes les liqueurs, même les liqueurs dites digestives ou encore les liqueurs de ménage, sont dangereuses. Il n'est pas jusqu'aux vins médicamenteux, très forts en alcool, dont l'usage ne doive être supprimé.

Les boissons fermentées : vins, cidres et bières, bien que moins nuisibles, ne doivent être acceptées qu'avec beaucoup de modération.

La boisson par excellence est l'eau pure, c'est la seule qui soit acceptée par tous les êtres de l'Univers, autres que l'homme. Nous vous prions d'en faire la remarque, en songeant que notre organisme est autrement précieux que le leur, et que les boissons fortes sont aussi funestes pour nous que pour eux.

Les boissons chaudes ou froides stimulent le tube digestif. Les boissons modérément chaudes sont calmantes.

La quantité de boisson aux repas doit être réglée, car l'ingestion d'une trop grande quantité de liquide provoque la distension de l'estomac.

Il convient enfin de ne pas abuser des eaux minérales de table.

2. — RÉGIME DES DYSPEPTIQUES ORDINAIRES

Dans toutes les affections de l'estomac, le régime

doit avoir la première place et toute médication, tout traitement hydro-minéral ne sera efficace qu'avec l'aide du régime. Il est nécessaire en effet de ména-

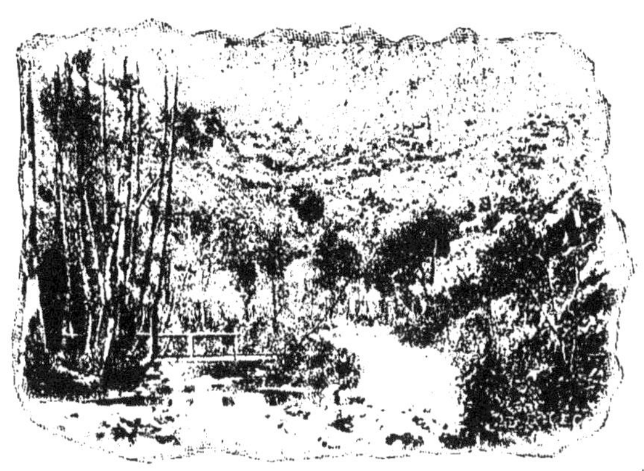

Fig. 10. — Environs de Vichy (Malavaux).

ger l'estomac, en ne lui donnant que des aliments qu'il puisse facilement élaborer. Dans quelques cas même, le repos plus ou moins complet de l'organe est néces- saire.

A Vichy, nous n'avons à traiter que des affections chroniques de l'estomac. La plus fréquente de ces affections est la dyspepsie ordinaire. Les malades qui en sont atteints manquent d'appétit. Ils ont de la pesanteur au creux de l'estomac, après le repas. Ils ont souvent aussi de la congestion de la face. Chez eux, il n'y a pas de grands symptômes, mais plutôt un malaise général.

Le régime auquel on doit soumettre ces malades

n'est pas très sévère. On se borne le plus souvent à interdire l'usage de certains aliments et de certaines boissons. On fera disparaître de la table tous les hors-d'œuvre. On supprimera toutes les viandes fortement épicées ou faisandées. Les sauces vinaigrées, épicées, grasses ou à la gélatine devront disparaître.

Les corps gras et le beurre ne seront employés qu'avec une extrême réserve. On s'abstiendra de manger du porc et de toute espèce de charcuterie. On fera une exception en faveur du jambon bien maigre. Du reste, d'une façon générale, on s'abstiendra des viandes grasses.

On donnera la préférence aux viandes maigres et très fraîches d'animaux jeunes. Les conserves de viandes et de poissons ne pourront être utilisées.

On rejettera les fritures de quelque nature qu'elles soient. On pourra, cependant, manger certains poissons frits, mais seulement après avoir pris soin d'enlever la friture qui les recouvre. Les crustacés ne seront pas admis. Tous les légumes crus : salades ou autres, seront exclus.

Parmi les fromages, il faudra écarter tous les fromages forts. Les fruits crus seront généralement rejetés. On pourra excepter quelques fraises, pêches ou raisins très mûrs. Les sucreries et les pâtisseries grasses ne pourront convenir. Une exception sera faite pour certaines pâtisseries sèches : biscuits, biscottes, meringues, gaufrettes, tartes aux fruits.

Les dyspeptiques se préoccupent fort de la question du pain, surtout en France, où on en consomme de grandes quantités.

D'une façon générale, il conviendra de restreindre la quantité de pain et de choisir un pain bien cuit et rassis.

La boisson des dyspeptiques devrait être de l'eau pure. On peut cependant additionner cette eau d'une petite quantité de vin blanc ou de bière légère.

On a l'habitude de faire trois repas par jour, et cette méthode peut être adoptée. On fait le matin un petit déjeuner composé d'une tasse de lait, ou de café au lait, ou de cacao dégraissé, ou d'œufs à la coque, ou de potages aux pâtes. On peut y joindre un peu de pain grillé ou quelques gâteaux secs. Le déjeuner peut comprendre 3 plats environ et un dessert. C'est le repas principal de la journée. Le dîner, plus léger, peut n'être composé que de deux plats et un dessert.

Nous vous donnons quelques menus, afin de vous habituer vous-mêmes à régler votre alimentation.

1ᵉʳ MENU :

Petit déjeuner : une tasse de café au lait, avec un peu de pain grillé.

Déjeuner : œufs à la coque, veau rôti, purée de haricots, fromage à la crème.

Dîner : potage aux pâtes, gigot rôti, laitue au jus, compote de fruits.

2ᵉ MENU:

Petit déjeuner: tasse de cacao bien dégraissé, biscotte.
Déjeuner: poisson de rivière (truite, ombre chevalier, etc).
bifteck, choux-fleurs, gâteaux secs.
Diner: potage au lait, jambon maigre, purée de pois,
œufs à la neige.

3ᵉ MENU:

Petit déjeuner: potage vermicelle, gâteaux secs.
Déjeuner: filet de bœuf rôti, purée de lentilles, fromage
blanc, pruneaux cuits.
Diner: potage au riz, poulet rôti, fonds d'artichauts
cuits, fruit (raisin, pêche ou fraises).

4ᵉ MENU:

Petit déjeuner: œufs à la coque, biscotte, thé comme
boisson.
Déjeuner: omelette, pigeon rôti, petits pois, tarte aux
fruits.
Diner: potage à la julienne, ris de veau, pommes de
terre en purée, crème fouettée.

Ces menus suffisent dans la plupart des cas.
Cependant, si l'on trouvait le nombre des plats insuffisants, il serait facile d'introduire un plat de légumes en plus. On mange généralement beaucoup
plus qu'il ne faudrait, mais les dyspeptiques surtout
doivent se mettre en garde contre cet inconvénient.

Il importe de régler la quantité d'aliments qu'il
convient de prendre aux repas. Pour cela, il faudra
avoir recours à de fréquentes pesées, afin de savoir
si le poids du corps s'élève progressivement.

Le régime que nous venons d'indiquer convient
à la plupart des dyspeptiques, mais il ne peut con-

venir à tous. Certains malades se trouvent mieux d'un régime exclusivement végétal. Suivant l'importance de l'affection de l'estomac, le régime sera plus ou moins sévère. Enfin l'estomac peut n'être pas le seul organe à ménager, et il peut y avoir chez le même malade une autre affection qui nécessite des modifications dans le régime.

3. — RÉGIMES DANS LES PRINCIPALES VARIÉTÉS D'AFFECTIONS DE L'ESTOMAC

Il nous est impossible d'indiquer le régime qui doit être suivi dans les diverses variétés d'affections de l'estomac. C'est le médecin traitant qui seul pourra juger de l'importance de chaque cas et qui seul prescrira le régime convenable.

Nous allons essayer de vous donner une idée de notre règle de conduite dans les principales affections de l'estomac.

Lorsqu'il y a diminution considérable de l'activité des sucs digestifs, nous réglons l'alimentation de la façon suivante. Le lait est donné en plus ou moins grande abondance et parfois d'une façon exclusive. La quantité de pain est excessivement réduite. Les œufs peu cuits (œufs à la coque, œufs brouillés) sont utiles. Dans les cas moins intenses, les viandes sont permises. Nous donnons des volailles jeunes bouillies. Nous passons ensuite insensiblement au régime des dyspeptiques ordinaires. Les poissons maigres, les viandes maigres rôties, les légumes en purées, les potages aux pâtes peuvent être alors employés. La viande crue pulpée, les peptones, la pepsine, sont utilisées suivant les cas. L'eau de Vichy avant les repas est utile.

Chez les malades ayant des sucs digestifs trop actifs, avec appétit conservé, mais avec douleurs survenant quelques heures après le repas, le lait réussit également bien. Dans les cas les plus graves, on peut ne donner que du lait, trois à quatre litres par jour, et par petites doses répétées. Les infusions chaudes, et surtout l'eau de Vichy chaude bue à la source, calment bien les douleurs. Dans d'autres cas, on peut associer au lait la poudre de viande ou la viande crue pulpée. On permet à certains malades les œufs peu cuits, sans pain, et les potages au lait et aux pâtes. D'autres malades peuvent s'alimenter de viandes maigres bouillies ou de poissons maigres bouillis. Enfin, dans les cas encore moins graves, on peut essayer les légumes cuits en purée. Aux malades les moins atteints, convient le régime des dyspeptiques ordinaires. Le pain sera défendu, mais on permettra parfois un peu de pain grillé, des biscottes ou des gâteaux secs.

Dans l'ulcère chronique de l'estomac, nous pouvons observer la gradation précédemment indiquée.

Chez les malades atteints de dilatation de l'estomac, avec le plus souvent vomissements d'aliments parmi lesquels on peut retrouver des aliments pris la veille ou les jours précédents, le régime comporte des indications particulières. Il importe avant tout de restreindre la quantité des aliments et des boissons. On ne peut guère abaisser la quantité des boissons au-dessous d'un litre par jour. Les boissons chaudes permettent de mieux supporter l'abstinence des boissons. Les aliments solides doivent être assez nourrissants sous un petit volume pour que les malades puissent entretenir leurs forces. On aura donc recours à la poudre de viande, à la viande crue pulpée, aux diverses farines alimentaires, aux purées de légumes secs, aux œufs, etc. Certains malades pourront prendre des viandes rôties ou grillées. Suivant le degré d'amélioration, on passera insensiblement au régime des dyspeptiques ordinaires. Le pain sera toujours défendu. Chez ces malades, les grands lavages de l'estomac à l'eau de Vichy seront très utiles.

4. — RÉGIME DANS LA CONSTIPATION

Le régime des dyspeptiques ordinaires, exposé plus haut, peut convenir d'une façon générale aux malades constipés. Il importe cependant de prévenir ces malades qu'il convient de n'user des viandes qu'avec beaucoup de prudence et de faire surtout une plus grande consommation de légumes verts. En d'autres termes, le régime pour les constipés sera, avant tout, un régime végétarien. L'eau de Vichy en boisson, la douche, le massage, l'électricité seront employés, mais d'une façon appropriée à chaque cas particulier.

5. — RÉGIME DANS LES MALADIES DU FOIE

Comme précédemment, le régime sera surtout végétarien. Le lait, qui est à la fois une boisson et un aliment, peut être recommandé à un grand nombre de malades, mais surtout à ceux ayant une affection du foie.

Le bouillon peut être toléré, mais il doit être bien dégraissé. Les légumes verts sont autorisés. Il n'y a d'exception que pour quelques légumes acides (oseille, asperges, tomates).

Les légumes féculents sont permis, mais en petites quantités. Les graisses ne peuvent être tolérées qu'à doses excessivement minimes, il vaut encore mieux s'en abstenir. Les viandes maigres et très fraîches peuvent être permises, mais en petites quantités seulement. Nous recommandons d'éviter les poissons, sauf les poissons de rivière très frais.

Les aliments riches en cholestérine, comme les cervelles, le boudin et le jaune d'œuf, sont défendus. Le blanc d'œuf est permis. Les fromages frais sont autorisés. On doit rejeter toutes les sucreries.

Les fruits acides sont nuisibles. Il faut même rejeter les citrons qu'on a préconisés dans quelques pays. Les fraises sont moins nuisibles, mais il convient de n'en pas faire abus.

La restriction dans le choix des boissons sera plus sévère encore que pour les dyspeptiques : ni vin, ni bière, plus rien qu'un peu de thé ou de café, ou bien encore une eau minérale peu gazeuse. Si cependant ce régime paraissait trop pénible, on pourrait donner un peu de vin blanc dans deux tiers d'eau. Il convient d'employer de préférence des boissons tièdes ou chaudes. Nous donnons la préférence à une infusion de thé léger, sans sucre. Les malades ne doivent prendre en fait d'aliments que le strict nécessaire et faire plusieurs repas légers espacés, environ quatre par jour. L'eau de Vichy en boisson et en bains rend de grands services à ces malades.

6. — RÉGIME DES GOUTTEUX

Le régime prescrit aux goutteux est moins sévère, il se rapproche du régime des dyspeptiques ordinaires auquel nous vous renvoyons. Les viandes sont autorisées en plus grande abondance que précédemment. Il faut user de préférence des viandes blanches bouillies, rôties ou grillées. Les poissons maigres très frais sont permis. Les substances grasses sont défendues ; cependant on peut user du beurre et de la crème, mélangés aux légumes. Le lait est toujours recommandé. Les œufs peu cuits, à la coque ou brouillés, entrent dans l'alimentation. On peut donner des potages au lait, aux pâtes ou aux œufs. Les légumes verts et les légumes secs, surtout en purées, sont recommandés. D'une façon générale, les aliments et les boissons interdits aux dyspeptiques ordinaires le sont aussi aux goutteux. On peut permettre cependant un peu de vin blanc ou rouge, additionné d'eau. On défend d'autre part les légumes acides (tomates, oseille). Il convient de rejeter les fruits acides. Ces malades prennent surtout de l'eau de Vichy en boisson.

7. — RÉGIME DES OBÈSES

Tous les obèses ne peuvent pas suivre le même régime. Nous n'envisagerons que l'obèse traité habituellement à Vichy, c'est-à-dire l'obèse jeune et vigoureux. Chez ce malade, les recettes l'emportent sur les dépenses et il y a accumulation dans l'organisme, sous forme de graisse, des aliments en excès. Pour rétablir l'équilibre, il importe d'une part de diminuer la ration alimentaire et d'autre part d'augmenter les dépenses par le travail musculaire, c'est-à-dire par les exercices. Dans le régime, il faut surtout écarter les aliments trop nutritifs, comme les graisses, les féculents et les sucres. Enfin il est nécessaire de restreindre le plus possible la quantité des boissons.

On réduira progressivement la quantité des aliments. On fixera une fois pour toutes, et d'après la taille de l'obèse, la quantité de viande qui doit être prise à chaque repas (de 100 à 150 grammes aux deux principaux repas). La restriction portera sur les autres aliments qui seront de moins en moins abondants, jusqu'à ce que l'on ait atteint la ration normale dont il importe de ne pas s'écarter.

Toutes les viandes maigres sont permises.

Les poissons maigres le sont également.

Parmi eux, nous signalons : la truite, le brochet, la carpe, le goujon, le merlan, le turbot. Tous les légumes, sauf les légumes féculents ou acides, sont utilisés. Dans la préparation de ces aliments, on ne peut employer les sauces acides, féculentes, sucrées ou grasses. Le lait doit être interdit. Les œufs sont permis. Les fromages et les aliments gras de toute nature doivent être évités. Les fruits sont permis, il faut rejeter seulement les fruits trop sucrés ou trop acides. Les salades peu vinaigrées et sans huile ne sont pas nuisibles. On ne doit prendre ni sucreries, ni pâtisseries. On doit restreindre le plus possible la quantité de pain et, dans tous les cas, tenir compte du poids de cet aliment pour établir la ration alimentaire.

Comme boisson, l'eau pure est préférable. On peut

avoir aussi recours aux infusions chaudes. Les personnes, qui ne peuvent supporter ces boissons, sont autorisées à prendre du vin très étendu d'eau. La bière est particulièrement nuisible. On doit restreindre le plus possible la quantité de boisson et tenir compte de la quantité d'eau contenue dans les aliments.

On ne peut donner moins d'un litre.

L'eau de Vichy, bue à la source, sera comptée dans la ration alimentaire. Il importe, pour le médecin, de surveiller les urines, car ce sont elles qui nous fournissent les indications pour les boissons.

8. — RÉGIME DES ALBUMINURIQUES

Les albuminuriques traités à Vichy sont des chroniques. Nous supposons donc qu'ils ont été déjà soumis au régime lacté, suivant les circonstances. Ces malades en effet doivent se souvenir qu'il est utile de faire de distance en distance des cures de lait. Ils éviteront d'avoir recours à un régime semblable pendant leur séjour à Vichy, où ils auront à faire une certaine dépense d'énergie. Il convient d'ailleurs que ces malades n'entreprennent une cure d'eaux que lorsque leur état général sera suffisamment bon.

L'albuminurique ne doit prendre, en fait d'aliments, que juste le nécessaire, car le surplus fatiguerait inutilement son organisme, en déterminant un travail de digestion inutile et en produisant des déchets nuisibles.

Après le lait, ce sont les œufs à la coque qui sont le mieux supportés.

Viennent ensuite les pâtes alimentaires : tapioca, semoule, vermicelle, nouilles, macaroni. Les potages au lait contenant des pâtes sont très utiles. Après les pâtes alimentaires, on peut placer : le riz, les lentilles, les haricots, les pommes de terre, les pois, etc. Les légumes verts en purées peuvent être utilisés, bien que peu nourrissants. On autorise l'usage de la crème, du beurre et du fromage frais.

Le régime se compose donc en grande partie de lait et d'aliments végétaux.

On peut en outre permettre l'usage des viandes blanches, bouillies ou rôties, en ayant soin de surveiller constamment la tolérance du malade à leur égard.

L'usage des poissons maigres et très frais, seul permis, demande une surveillance plus grande encore. Il faut éliminer toutes les sauces grasses, acides ou épicées.

Les fruits cuits ou crus en petite quantité sont permis. Les fruits acides sont défendus.

Le pain grillé ou le pain très cuit peut être utilisé.

L'albuminurique exige du reste une surveillance constante pour le choix des aliments. Chaque malade a une susceptibilité particulière vis-à-vis des différents aliments. Un aliment est bien toléré lorsqu'il ne fait pas augmenter le taux de l'albumine. Il ne faut pas oublier néanmoins que cette tolérance peut cesser à un moment donné et qu'il importe de rechercher l'aliment nuisible pour l'éliminer du régime. Partant du régime lacté, il est possible de dresser pour chaque malade une liste des aliments qui lui conviennent.

Comme toujours la meilleure boisson est l'eau pure. On peut permettre encore des infusions de thé léger.

On autorise aussi les eaux minérales de table et l'extrait de malt étendu d'eau. Enfin, dans certains cas, on peut permettre le vin blanc coupé avec deux tiers d'eau.

L'albuminurique peut ne faire que deux repas: l'un composé presque exclusivement de végétaux et de lait, l'autre composé exclusivement de lait.

Les sources minérales froides de Vichy sont plus diurétiques, mais leur emploi est à surveiller. Suivant les cas, elles seront utilisées seules ou associées aux sources chaudes.

9. — RÉGIME DES DIABÉTIQUES

Les diabétiques que nous voyons à Vichy sont des diabétiques gras. Nous ne parlerons donc que du régime dans le diabète gras. Les malades atteints du diabète ont besoin d'une ration alimentaire supé-

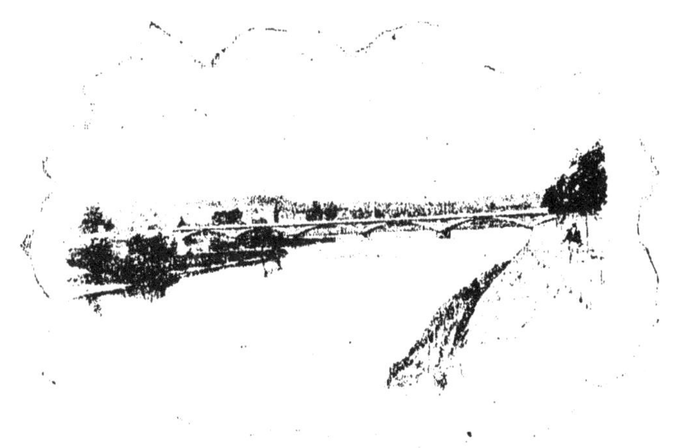

Fig. 11. — Vue prise des quais.

rieure à la ration normale, afin de compenser les pertes que subit leur organisme. D'autre part, il convient d'éliminer de leur régime tous les aliments qui peuvent faire apparaître le sucre dans leurs urines ou augmenter le taux du sucre auquel ils se maintiennent. C'est pour ce motif que l'on interdit aux diabétiques : les féculents, les légumes sucrés, le sucre, les gâteaux, les sucreries et le pain.

On utilise principalement les aliments les plus nutritifs et c'est pourquoi le régime carné et les graisses forment la base de leur alimentation. Les potages et les consommés gras sans pain sont permis. On peut user de toutes les viandes et de tous les poissons, en choisissant de préférence les morceaux les plus gras. Les crustacés sont permis. Tous les fromages sont autorisés. Les œufs sous toutes les formes sont admis.

Tous ces aliments constituent la partie essentielle de l'alimentation, qui peut comprendre en outre certains légumes. Il n'y a aucun inconvénient à user des légumes verts et des légumes crus. Il convient seulement de s'abstenir des légumes sucrés ou acides. On doit rejeter tous les légumes ou autres aliments féculents : haricots, pois, lentilles, pâtes alimentaires, farines, pain, etc. On autorise les salades. Les fruits, surtout les fruits acides ou sucrés, ne sont pas permis. Les pâtisseries sucrées, les confitures, les bonbons et le sucre sont à rejeter. On peut remplacer le pain par une petite quantité de pommes de terre ou par du pain de gluten.

Comme boisson, on peut avoir recours aux vins vieux, rouges ou blancs, coupés avec beaucoup d'eau.

Il ne faut pas restreindre la quantité d'eau prise en boisson, mais il faut recommander de boire peu à la fois.

Tel est, dans ses grandes lignes, le régime approprié aux diabétiques gras. Cependant il importe de savoir que ces indications générales ne sont pas toujours applicables à chaque cas particulier, et que le médecin doit suivre de très près son malade, pour savoir ce qui peut être permis sans inconvénient. De même que dans l'albuminurie, il importe en effet de tenir compte de la tolérance individuelle.

Les diabétiques supportent ordinairement très bien des doses élevées d'eau de Vichy. Il ne faut pas toutefois exagérer et se régler sur la quantité des urines émises chaque jour.

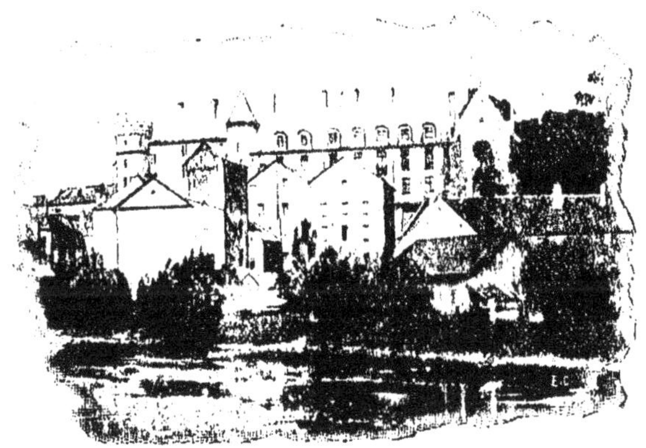

Fig. 12.— Château de La Palisse.

VI. — LA BUVETTE

Nous abordons une question, qui passionne tous nos malades, et sur laquelle il est bien rare qu'ils aient des idées justes. Il s'agit du mode d'emploi des eaux minérales en boisson. Quelques malades estiment qu'ils peuvent seuls régler ce mode d'emploi. D'autres encore pensent qu'il n'y a pas de règles; ils jugent nos eaux aussi inoffensives que l'eau ordinaire, bien qu'ils soient convaincus de leurs vertus curatives. Vous avez en outre ceux qui sont partisans des hautes doses, ceux qui sont partisans des petites doses, pourquoi ?... parce que... et les explications les plus invraisemblables ne font pas défaut.

Tout d'abord les eaux de Vichy sont très minéralisées et elles sont par conséquent très actives. Si, bien employées, elles peuvent faire du bien, il est tout naturel qu'un mauvais usage les rende pernicieuses; le premier point se complète par le second. C'est du reste ce que l'on peut facilement constater à Vichy, où, chaque année, il y a toujours quelques imprudents dont l'état est très aggravé par le mauvais emploi des eaux. Il n'est certainement pas utile de faire un déplacement parfois pénible et de venir aux eaux pour risquer pareille aventure.

Choix d'une source. — Nous avons à lutter aussi contre une croyance, dénuée de tout fondement, qui attribue à chaque source une vertu spéciale, contre les affections d'un organe déterminé. « Docteur, je souffre de l'estomac, à quelle source faut-il boire ? » nous demandent les malades et ils sont très surpris que cette question reste sans réponse immédiate. Il faut qu'ils se soumettent à un examen minutieux, et ce n'est qu'après avoir reconnu le degré de l'affection dont ils sont atteints et leur tempérament, que le médecin leur donnera satisfaction.

Nous avons dix sources à notre disposition et nous en profitons pour diriger chacun de nos malades vers celle qui paraît lui convenir. Si vous paraissez vigoureux et d'un tempérament qui vous dispose aux congestions, il faut éviter les sources qui passent pour être très actives. Si vous êtes anémiques, une source contenant plus de fer est toute indiquée. Dans certains cas, il faudra stimuler énergiquement les fonctions du foie ; dans d'autres cas, il faudra agir avec prudence sur ces mêmes fonctions. Enfin tous les cas peuvent se présenter et il serait dangereux de dire aux malades : pour l'estomac, buvez de l'eau de l'Hôpital ; pour le foie, buvez de l'eau de la Grande-Grille. On commence quelquefois avec une source, mais le malade ne la supporte pas, et il faut s'adresser à une autre source. Parfois on utilise en même temps l'eau de plusieurs sources.

Nous nous guidons constamment sur l'observation continuelle du malade et nos indications sont déterminées par les réactions que les eaux provoquent. D'une façon générale, les sources chaudes, comme la Grande-Grille, l'Hôpital et le puits Chomel, réussissent bien dans les affections des organes digestifs. Elles sont utiles également pour stimuler les fonctions de nutrition générale.

Dans les cas où l'on recherche surtout une action diurétique, on associe aux eaux chaudes les eaux froides.

Doses. — La même difficulté se retrouve lorsqu'il s'agit de déterminer les doses convenables.

A Vichy, les doses peuvent varier depuis quelques grammes jusqu'à un verre, doses répétées plusieurs fois dans la journée. On peut prendre ainsi de 60 grammes à un litre d'eau, et parfois plus. Le verre contient 240 grammes, le demi-verre 120 grammes, et le quart de verre 60 grammes. On utilise même des divisions au-dessous de 60 grammes.

Il faut être prudent et diminuer les doses chez les personnes sujettes aux congestions et aux hémorragies. Il faut être très réservé chez les nerveux. Il convient encore de commencer par de faibles doses lorsqu'on redoute le retour de phénomènes aigus.

En général on augmente progressivement les doses

jusqu'à ce qu'on ait obtenu un résultat suffisant. On les diminue ou on les supprime lorsqu'il survient quelque inconvénient pendant la cure, pour les reprendre ensuite plus activement.

Heure de la buvette. — Tous les malades ne vont pas boire à la source au même moment de la journée. Généralement on se rend à la buvette le matin à jeun et le soir avant dîner. L'eau est bue ordinairement par doses fractionnées, une demi-heure ou une heure avant le repas. Entre chaque prise, il est recommandé de faire un peu d'exercice, afin de faciliter la digestion de l'eau. Quelques malades ne doivent se rendre à la source que plusieurs heures après les repas. Les sources restent ouvertes assez tard pour qu'on puisse boire avant le repos de la nuit, suivant les indications. Enfin, certains malades peuvent prendre leur eau à divers moments de la journée, surtout lorsqu'ils ont de fortes doses à ingérer.

Effets des eaux en boisson. — Il est très intéressant de rechercher comment agissent les eaux de Vichy. C'est une question très complexe, aussi nous n'avons pas la prétention de trancher la difficulté. On a cherché naturellement l'explication de l'action des eaux dans leur composition chimique. Mais il nous semble qu'on s'est égaré, lorsqu'on a attribué un rôle à peu près exclusif à certaines substances comme : le bicarbonate de soude, la lithine, l'arséniate de soude, le fer, le soufre et l'acide carbonique. On s'est aperçu bientôt, en effet, que ces substances isolées n'agissaient plus de la même façon. Bien plus, en réunissant dans la même proportion toutes les substances contenues dans nos eaux minérales naturelles, on peut composer une eau minérale artificielle qui n'a plus les mêmes qualités. Alors on a risqué cette affirmation que les eaux prises au griffon étaient des eaux vivantes. On a même voulu faire jouer un rôle important à des êtres organisés inférieurs qu'on a pu découvrir dans nos sources, mais les eaux ordinaires en contiennent de semblables.

Pour nous, l'eau de Vichy n'est pas une eau vivante, c'est une eau active, chimiquement parlant. Nous entendons, par là, qu'au moment où cette eau se dégage, elle est le siège d'un nombre considérable de réactions chimiques qui se poursuivent pendant un certain temps, par le fait surtout du dégagement de l'acide carbonique et des variations dans la température, ainsi que dans la pression. Nous espérons que la chimie pourra permettre de saisir sur le fait quelques-unes de ces transformations. Nous tenons compte des effets habituels des différentes substances chimiques contenues dans les sources de Vichy, mais nous pensons que ces effets sont considérablement augmentés, par suite de l'intensité des combinaisons produites, qui se poursuivent encore au sein de notre propre organisme.

Quel que soit du reste le mode d'action de nos eaux, il vous suffit de savoir que les effets de ces eaux sur nous ont été parfaitement déterminés.

Ces effets peuvent être divisés en effets locaux et en effets généraux.

A peine introduite dans l'estomac, l'eau de Vichy provoque ordinairement quelques renvois gazeux, qui sont dus au dégagement du gaz acide carbonique. Ce gaz a pour résultat de calmer les douleurs d'estomac, d'exciter les contractions du tube digestif, et de favoriser le passage, de l'estomac dans l'intestin, des résidus alimentaires qui pourraient y être contenus.

L'eau minérale agit aussi par sa température : les eaux froides sont stimulantes, les eaux chaudes au contraire sont calmantes.

Grâce à son alcalinité, l'eau de Vichy dissout une certaine quantité de mucus, qui, dans les cas de catarrhe de l'estomac, encombre les orifices des glandes et entrave leur sécrétion. De plus les muqueuses en contact avec l'eau deviennent le siège de phénomènes chimiques circulatoires et nerveux, dont l'effet se traduit par une sécrétion plus ou moins abondante des glandes de l'estomac. C'est pourquoi l'eau, prise peu avant le repas, fait réapparaître la sensation de faim. Sous ce rapport, l'action de l'eau de Vichy est beaucoup plus énergique qu'une simple dissolution de bicarbonate de soude. En passant dans l'intestin, cette eau provoque la sécrétion des glandes intestinales et l'afflux de la bile. D'une façon générale, l'eau de Vichy régularise les fonctions du tube digestif. Elle possède aussi une action modificatrice sur les lésions des muqueuses du tube digestif. On a voulu lui attribuer une action dissolvante sur les calculs des lithiasiques, mais nous ne pouvons admettre cette héorie qui supposerait une action locale, impossible à réaliser, les calculs ne pouvant être baignés par l'eau minérale en nature à l'intérieur de notre corps. Du reste, les calculs, expulsés par les malades, et plongés dans l'eau de Vichy, se dissolvent de la même façon que dans l'eau ordinaire. Nos eaux facilitent l'expulsion des calculs, en exagérant les sécrétions et en dissolvant une partie du mucus qui enveloppe les calculs. De plus, et c'est là leur rôle le plus important, elles combattent les troubles morbides qui provoquent la formation de ces calculs et déterminent la disparition des crises. Une fois absorbée, l'eau minérale ne tarde pas à passer dans le sang, dont elle modifie la constitution chimique et qu'elle contribue à alcaliniser. Depuis longtemps, l'alcalinisation du sang et, par son intermédiaire, des divers liquides de l'organisme, est la seule explication du mode d'action des eaux sur l'état général. Il y a beaucoup de vrai dans cette idée ; l'exagération seule pourrait en être critiquée. En effet, imbus de cette idée, les anciens médecins de Vichy cherchaient à obtenir une sorte de saturation alcaline des divers liquides de l'organisme. Ainsi que l'a dit ironiquement un de nos prédécesseurs, on considérait le malade comme un bocal à acides qu'il s'agissait de neutraliser par les alcalins. C'est pourquoi on utilisait alors ces fortes doses, dont nous restons confondus aujourd'hui et qui firent croire jadis que nos eaux avaient une action déprimante sur l'organisme. De nos jours, on est revenu à un meilleur mode d'emploi de nos eaux. Bien loin d'être une cause d'affaiblissement, elles sont très utiles pour relever la richesse du sang dans l'anémie et la chlorose et dans la convalescence des maladies aiguës. On continue à attribuer une grande importance à l'introduction des alcalins dans le sang, à cause du rôle qu'ils jouent dans les échanges intimes dont nos tissus sont le siège. Les résultats démontrent en effet que nos eaux stimulent les fonctions de nutrition des différents tissus, dont notre corps est composé. Aidant ainsi activement à la réparation de ces tissus, nos eaux permettent de réparer des lésions produites par des affections anciennes.

Les fonctions de nutrition générale, dont nous parlons, étant sous la dépendance du système nerveux, nous sommes conduits à admettre une action importante de l'eau de Vichy sur l'élément nerveux.

Ceci étant admis, nous expliquons bien des choses. C'est ainsi que l'on peut comprendre comment des quantités peu considérables d'eau minérale peuvent déterminer des modifications considérables dans l'état général. N'aurions-nous pas aussi par là l'explication de la façon très particulière, dont chaque malade réagit sous l'influence de l'eau d'une même source. Bien plus on comprendrait pourquoi l'action de la cure se continue après le départ de Vichy. Enfin l'argument le plus puissant peut être tiré de ce fait, banal à force d'être constaté, que nos eaux sont également efficaces dans des affections très diverses, mais qui toutes sont sous la dépendance d'un trouble de la nutrition générale.

Mais tout cela est de la discussion et ce qui intéresse le plus, ce sont toujours les résultats. Or il est facile de constater les améliorations dans l'état général déterminées par l'eau de Vichy. Sous son influence, il y a augmentation du taux de l'urée éliminée par les urines.

Ces urines elles-mêmes deviennent plus abondantes. Chez les goutteux, il y a en outre pendant toute la durée de la cure des décharges d'urates. Les diabétiques voient leur sucre disparaître ou diminuer. Les albuminuriques ont moins d'albumine. Enfin, ce que tout malade peut constater par lui-même, c'est l'amélioration des divers symptômes dont il était incommodé : perte de l'appétit, douleurs ou pesanteurs, diminution des forces, etc. Chez la plupart des malades, il y a augmentation rapide du poids du corps. Chez les obèses au contraire, il y a diminution du poids du corps. Cette action, contradictoire en apparence, nous prouve simplement que l'eau de Vichy a pour effet de régulariser les fonctions de nutrition, qu'elles soient augmentées ou diminuées; ceci nous ramène à l'explication que nous avons donnée, de son influence sur le système nerveux qui, dans un cas, diminue, et, dans l'autre, exagère ces mêmes fonctions.

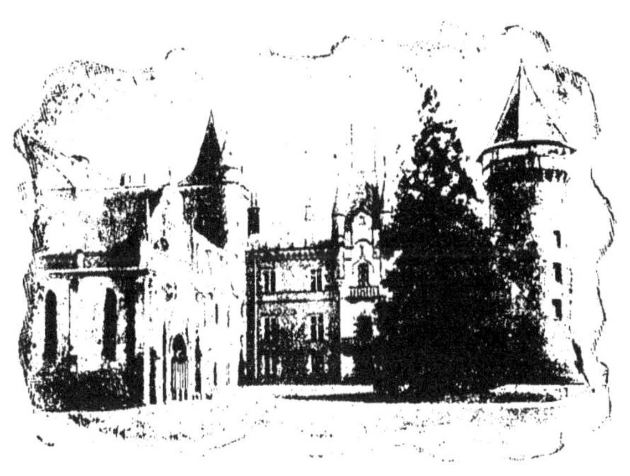

Fig. 13. — Château de Cusset.

Crise thermale. — Sous l'influence de l'activité nouvelle imprimée à l'organisme, il y a bientôt une réaction générale, qui se manifeste habituellement après la première semaine de cure et qu'on appelle : crise thermale. A ce moment, il importe de surveiller davantage le malade pour régler l'intensité de la réaction, pour la modérer si elle paraît exagérée.

On observe alors quelques troubles du côté de l'appareil digestif, quelquefois de la diarrhée, mais le plus souvent de la constipation. Certains malades peuvent même voir réapparaître leurs crises de coliques hépatiques ou de coliques néphrétiques, leurs attaques de goutte. Il convient donc d'être prudent dans la première partie de la cure, afin d'éviter le retour des crises aiguës et de modérer les crises qui ne peuvent être évitées. Suivant les cas, on abaissera les doses d'eau minérale, ou bien on supprimera l'eau en boisson.

Après la disparition de la crise thermale, on reprend la cure avec plus ou moins d'activité. Certains malades ont souvent chez eux, après leur retour, une seconde crise, assez semblable à la première, et que l'on appelle crise post-thermale. Ils se figurent volontiers qu'ils ont fait une saison inutile, alors que c'est tout le contraire. Ces crises ont leur utilité, en provoquant l'expulsion de produits morbides, qui, par leur présence dans l'organisme, deviennent à leur tour une cause de troubles. Ces bons effets sont dus à l'action énergique des eaux sur l'état général. Nous croyons donc qu'il ne faut pas chercher à les éviter, mais qu'il convient seulement d'éviter une réaction exagérée.

La cure à domicile. — Après une saison à Vichy, il est le plus souvent indiqué de continuer l'usage de nos eaux chez soi, par périodes plus ou moins espacées. D'après ce que nous avons dit des sources de Vichy, on comprend toute la différence qu'il y a entre l'eau minérale bue à la source et l'eau minérale transportée. Néanmoins on obtient encore de très bons effets de l'eau minérale en bouteille. Cette eau possède encore des qualités remarquables et il est impossible d'obtenir les mêmes effets avec de simples solutions des principes qu'elle contient. Il faut en voir la cause dans la difficulté de connaître la composition exacte des eaux minérales qui agissent comme un médicament complexe, dont aucune substance ne peut être détournée sans troubler ses qualités.

Les eaux transportées sont prises froides ou réchauffées au bain-marie, suivant les cas.

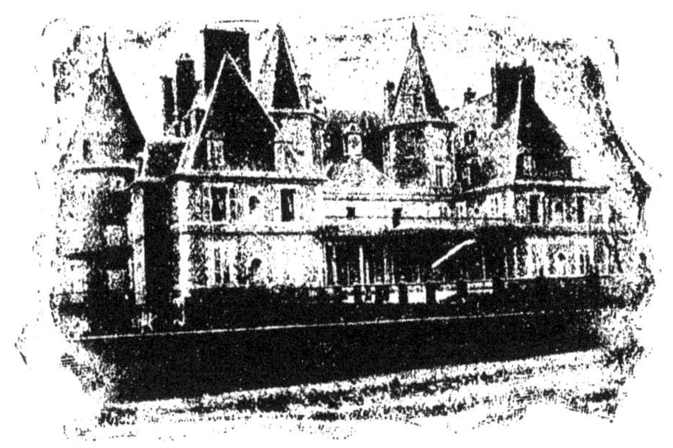

Fig. 14. — Château de Randan.

VII. — LES BAINS

Parmi toutes les pratiques externes employées à Vichy comme éléments de cure, les bains sont le plus fréquemment utilisés. On a recours soit aux bains minéraux, soit aux bains ordinaires, soit enfin aux bains médicamenteux spéciaux.

1. — LES BAINS MINÉRAUX

Pour les bains minéraux de Vichy, on utilise l'eau de certaines sources. La Grande Grille, le Puits Carré et Mesdames alimentent le Grand établissement. Pour les bains de l'Hôpital, on a recours à l'eau de la source de l'Hôpital. A Lardy, on emploie l'eau de la source Lardy. D'autres établissements utilisent différentes eaux minérales naturelles.

L'eau minérale pure en bains est trop excitante; c'est pourquoi on la coupe par moitié d'eau ordinaire.

La température des bains minéraux varie de 25° à 34° et plus. Les bains de Vichy ont habituellement 34°. Ces bains sont tempérés ou chauds, et si, par leur température, ils agissent comme les bains ordinaires, d'une part, ils possèdent, d'autre part, des qualités qui leur sont spéciales. Suffisamment prolongés, ils sont calmants et résolutifs. Leur durée est variable. Les bains d'une demi-heure sont plus habituellement employés.

Les bains minéraux chauds ont pour but de décongestionner les organes profonds et de calmer la douleur ou l'irritation nerveuse. De plus ils ont un précieux avantage sur les bains ordinaires chauds prolongés, c'est qu'ils ne sont pas déprimants. En outre ils augmentent davantage la quantité des urines. Il faut encore signaler d'autres avantages spéciaux aux bains de Vichy. Ce sont des bains alcalins, et, comme tels, ils permettent d'obtenir un nettoyage plus parfait de la surface cutanée, par la dissolution des corps gras qui l'enduisent continuellement. Ils permettent par là d'assurer un bon fonctionnement de la peau, ce qui est très utile chez nos malades. Mais ces bains ont surtout une action très particulière sur les éléments nerveux de la peau, action qui se fait sentir à distance sur le système nerveux général. Grâce à la présence des sels minéraux et surtout du gaz acide carbonique qui, superficiels, se dégage, ces bains excitent les éléments nerveux superficiels de la peau et cette action transmise aux centres nerveux profonds détermine des effets favorables sur la nutrition générale. De là l'importance considérable des bains de Vichy dans une cure. Pour expliquer cette action des bains minéraux, on a prétendu que la peau pouvait absorber les substances minérales contenues dans l'eau du bain, mais il a été démontré que ces substances ne pouvaient pénétrer dans notre corps par cette voie et l'explication, que nous avons déjà donnée, nous paraît préférable.

Jadis on prenait pendant toute la durée de la cure un bain quotidien. De nos jours, on fait un emploi rationnel des bains en se guidant surtout sur les indications fournies par l'état du malade. Ces bains permettent de continuer la cure, alors même qu'il y a contre-indication à l'emploi de l'eau en boisson.

Les bains minéraux chauds sont utiles dans le rhumatisme chronique, la diarrhée chronique, dans la colique hépatique, dans la goutte, dans l'obésité, dans un grand nombre de dyspepsies, etc.

2. — LES BAINS ORDINAIRES

Les bains de baignoire ordinaires sont beaucoup moins employés. Cependant comme ils peuvent être utiles, ne serait-ce qu'à titre d'hygiène, les divers établissements de Vichy peuvent donner toutes les variétés de bains ordinaires. Il n'y a rien de spécial à dire sur leur emploi et sur leur mode d'action. Les bains froids sont stimulants et doivent être courts. Les bains tièdes sont indifférents; mais très prolongés, ils sont calmants. Les bains chauds sont calmants et déprimants.

3. — LES BAINS MÉDICAMENTEUX

On peut aussi avoir recours à Vichy aux bains médicamenteux, autres que les bains à l'eau de Vichy : bains sulfureux, bains sinapisés, bains de pennés, bains iodés, bains aromatiques, bains arsénicaux, bains de sel, bains de plombières, etc. Il n'y a, pour tous ces bains, rien de spécial à notre station.

4. — LES BAINS DE PISCINE

Les bains de piscine sont très employés ; ces bains, par leur mode d'action, méritent de prendre place entre le bain froid ordinaire et la douche froide. La piscine froide produit les mêmes effets, mais beaucoup plus atténués que ceux de la douche froide. On en obtient une action, à la fois tonique et sédative. Néanmoins la réaction, peu intense, apparaît difficilement et il faut avoir soin de préparer le sujet par un exercice suffisant. La piscine froide peut convenir aux malades qui ne supportent pas la douche froide. Beaucoup de dames lui donnent la préférence. La durée du séjour dans la piscine est très courte, de 2 secondes à une minute. Pendant tout ce temps, le malade doit se donner du mouvement, en remuant les bras et les jambes, il peut nager. En sortant, il faut faire de nouveau de l'exercice, afin de favoriser la réaction.

Plusieurs établissements de bains, à Vichy, ont des piscines froides à eau courante.

La piscine ne peut convenir aux personnes atteintes d'affections cardiaques et pulmonaires, ou sujettes aux congestions et aux hémorragies. L'eau froide d'une façon générale, doit être évitée par les rhumatisants, les diabétiques et les albuminuriques.

On ne peut prendre un bain que lorsqu'on est à jeun, ou 3 heures après le repas.

VIII. — LES DOUCHES

Le bain ordinaire agit sur nous simplement par la différence de température entre lui et notre corps. Dans la douche, il y a un élément nouveau, c'est le choc de l'eau sur la surface cutanée, c'est un effet mécanique semblable à une manœuvre de massage superficiel.

Pour obtenir la pression suffisante, afin que ce choc soit important, on place des réservoirs à une hauteur déterminée, de 12 à 16 mètres environ. Cette pression maxima peut être diminuée à volonté par le doucheur, au moyen d'un robinet placé sur le tuyau qui alimente l'appareil à douche.

Plus la température de l'eau est basse, plus on obtient des effets énergiques, cependant il convient de ne pas descendre au-dessous de 8°. Avec une eau de 12°, on obtient déjà d'excellents effets.

A Vichy, on donne des douches d'eau minérale et des douches ordinaires. L'eau minérale ne paraît pas avoir d'effets particuliers.

1. — LES DOUCHES GÉNÉRALES

De toutes les douches, la plus excitante est la douche fixe en pluie verticale.

Nous n'avons presque jamais recours à elle pour nos malades. Cette douche ne dure que quelques secondes. On doit préserver la tête du sujet.

La douche en cercle ou en poussières ne dure que quelques secondes, elle est également très excitante.

La douche en colonne est déjà moins stimulante. Elle peut durer de quelques secondes à une minute. La tête doit être préservée.

La douche en col de cygne peut avoir la même durée, elle est mieux supportée.

La douche en pluie mobile, beaucoup moins excitante que les autres, peut rendre de grands services chez les enfants et chez les personnes susceptibles.

Toutes ces douches sont peu employées à Vichy, bien que les divers établissements d'hydrothérapie soient munis des appareils nécessaires pour en faire les applications. La douche la plus habituellement utilisée est la douche en jet mobile. Cette douche se donne avec un appareil appelé lance et ajusté sur un tuyau en caoutchouc, relié lui-même à un conduit qui amène l'eau sous pression. Une disposition particulière permet d'employer avec le même appareil l'eau froide ou l'eau chaude et, grâce au mélangeur, on peut élever l'eau à la température convenable. A l'aide de son doigt ou d'une palette, le doucheur peut encore modérer l'intensité du jet et l'éparpiller suivant les cas. Le médecin traitant envoie son malade à la douche avec des indications qui permettent d'éviter les accidents. Il indique sur l'ordonnance s'il convient de débuter par une douche courte, moyenne ou longue, chaude, tiède ou froide avec percussion faible, moyenne ou forte. La façon dont se comporte le malade permet de régler les douches suivantes. Il importe avant tout que la douche amène facilement la réaction, ce dont le malade s'aperçoit lorsqu'il éprouve, peu après la douche, une sensation de chaleur et de bien-être. Les résulats du premier essai sont contrôlés par le docteur et on a ainsi un point de repère qui peut servir pendant la cure. En effet, on ne peut prévoir d'une façon rigoureuse à l'avance, ni le degré de pression, ni la température qui conviendront à chaque personne.

Il est généralement préférable de prendre le petit déjeuner du matin avant la douche, pourvu qu'il soit léger. On ne doit aller à la douche dans les autres cas, que 3 heures après le repas.

Un exercice plus ou moins énergique (marche, gymnastique, escrime), avant la douche, favorise la réaction.

La personne qui doit être douchée ne doit avoir sur elle aucun vêtement ou tissu, sauf pour protéger certaines régions particulièrement sensibles. On ne doit pas se tenir raide, mais se laisser aller naturellement et respirer largement.

Dès le début de l'opération, le doucheur enveloppe son client d'une nappe d'eau sous faible pression, afin d'émousser la sensibilité de la peau. Grâce à cet artifice, le premier saisissement sous l'influence du froid est très atténué et la douche est ensuite mieux supportée. Pendant toute la durée de la douche, on doit s'agiter. On présente d'abord le dos, puis la face antérieure du corps et les côtés. Le doucheur promène le jet sur les régions exposées et dans le sens de la circulation veineuse, de bas en haut. On évite de doucher la tête et les régions trop sensibles. La douche se termine en dirigeant le jet sur les pieds.

Sous l'influence de la douche froide, il se produit, par suite de la température de l'eau et du choc, une constriction énergique des vaisseaux sanguins superficiels. Le sang est chassé de la superficie du corps vers l'intérieur. Il y a de plus une excitation des éléments nerveux superficiels qui se terminent dans la peau. Au bout d'un temps très court, de quelques secondes à une minute, les vaisseaux sanguins superficiels se relâchent et il y a retour de la masse du sang vers la surface cutanée ; ce retour est annoncé par une rougeur de la peau. Ceci annonce que l'on a atteint le but et le doucheur interrompt l'opération.

Le malade commence peu après la réaction, qui est annoncée par une sensation de chaleur. Il importe alors de favoriser cette réaction par un exercice modéré et d'éviter le refroidissement. Une marche modérée convient parfaitement, si la température extérieure est convenable et si on est suffisamment couvert.

Au-dessous de 10 secondes, la douche est dite très courte, de 10 à 20 secondes elle est courte, de 20 à 30 secondes, moyenne, et au delà, jusqu'à une minute et une minute et demie, longue.

La durée de la douche doit varier suivant les dispositions physiques et morales de chaque personne, et suivant l'état de l'atmosphère.

Les douches les plus stimulantes sont les douches très froides et très courtes.

Les douches froides ont des effets stimulants sur la circulation du sang, sur tout le système nerveux et sur la nutrition générale. Elles sont très fortifiantes.

Elles peuvent déterminer parfois certains inconvénients, sans dangers, et que l'on combat de différentes façons. Les très jeunes enfants et les personnes âgées ne doivent pas prendre de douches froides. Les femmes, pendant leurs périodes menstruelles, éviteront l'emploi de l'eau froide. Les rhumatisants, les albuminuriques, les cardiaques, les malades atteints de maladies de la moelle ou du cerveau, ceux qui sont sujets aux congestions, n'auront pas recours à la douche froide.

Outre les douches générales déjà indiquées, il y a encore d'autres variétés.

La douche écossaise est une douche chaude suivie d'une douche froide. La douche écossaise est parfois bien supportée par des personnes qui ne peuvent supporter la douche froide d'emblée ou qui ne peuvent faire facilement la réaction.

Les douches générales tièdes n'ont pas beaucoup d'efficacité, elles servent surtout de procédés d'entraînement, pour amener progressivement le malade à la douche ordinaire.

La douche chaude (33° à 36°), en pluie mobile, sert souvent à préparer les malades à l'hydrothérapie. Elle est utile dans la dyspepsie hyperchlorhydrique, où elle est souvent la seule douche supportée.

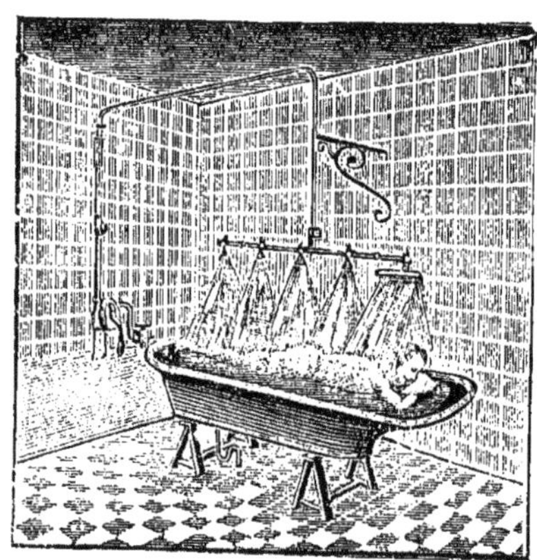

Fig, 15. — Douche-massage en pluie (appareil C. A. BERTHE).

La douche chaude ou tempérée permet d'obtenir des effets absolument opposés à ceux de la douche ordinaire. Ce sont des effets calmants, accompagnés de congestion de la périphérie du corps. Cette action permet d'exercer une dérivation du côté de la peau dans les cas de congestion des organes internes. La douche chaude est indiquée toutes les fois qu'il s'agit de stimuler les fonctions de la peau, de ramener la sueur et de diminuer la congestion des organes internes.

La douche-massage, telle qu'elle est pratiquée à Vichy, est très spéciale et elle mérite le nom de douche de Vichy. La position couchée permet d'obtenir une résolution musculaire complète et favorise l'action de la douche et du massage (fig. 15).

Les effets obtenus varient avec la température de l'eau et les manœuvres de massage employées. Ces effets sont généralement très énergiques, puisqu'ils se superposent. Cette douche rend surtout des services aux rhumatisants et aux goutteux.

2. — LES DOUCHES LOCALES

On appelle douche locale une douche qui est appliquée plus spécialement sur une région déterminée du corps. On peut joindre à la douche ordinaire certaines douches locales. Il suffit très souvent de diriger le jet brisé ou (rarement) plein, pendant quelques secondes, au cours de la douche générale, sur une région du corps déterminée, au niveau du foie, de l'estomac, ou de l'intestin. On aura pour but de combattre la congestion des organes internes : foie, estomac ou intestin, et de stimuler leurs fonctions. Ces douches sont très employées à Vichy, mais elles né-

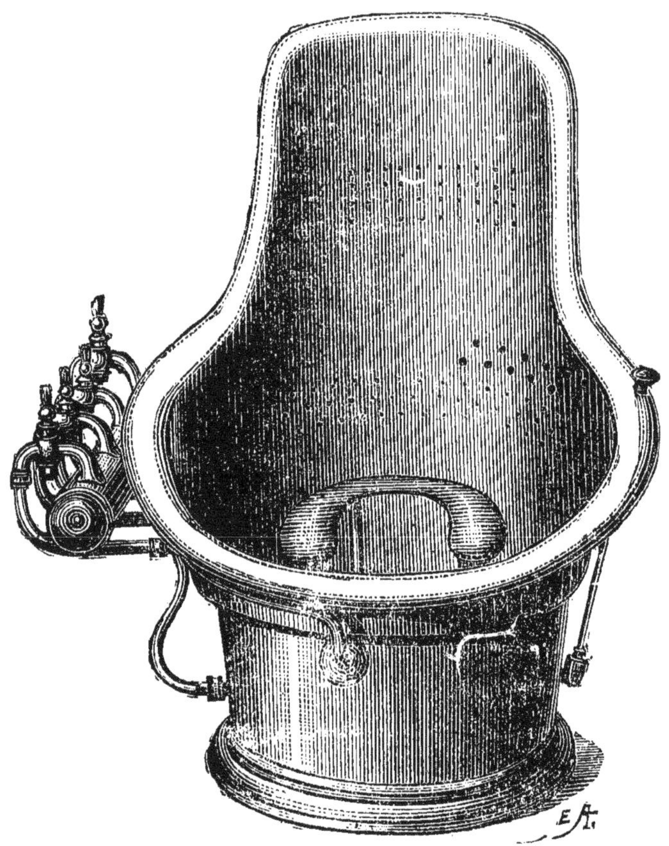

Fig. 16. — Appareil pour Bain de siège à eau courante.

cessitent des prescriptions très précises de la part du médecin traitant.

On emploie aussi à Vichy, pour les douches locales, un appareil qui rend de grands services, c'est le bain de siège à douches (fig. 16). Dans le fond de cet appareil, sont disposées différentes ouvertures, communiquant avec des conduits amenant l'eau sous pression, et qui permettent de donner différentes douches locales. C'est ainsi qu'avec le même appareil on peut appliquer la douche lombaire, la douche périnéale, la douche vaginale et la douche anale.

Pour certaines de ces douches on peut employer l'eau minérale.

Il nous reste, pour terminer ce chapitre, à parler de certaines douches locales très employées à Vichy : les douches ascendantes. Ces douches ont pour but de stimuler les fonctions de l'intestin et de combattre la constipation. Au moyen d'un dispositif spécial, on peut prendre la douche avec de l'eau froide ou avec de l'eau chaude. Nous recommandons généralement l'eau très chaude, qui est mieux supportée. Ces douches agissent surtout en stimulant les contractions de l'intestin et en augmentant les sécrétions des glandes de l'intestin. Il pourrait y avoir des inconvénients à en faire abus. Il faut les réserver pour les cas nécessaires et savoir les appliquer à propos. On peut les utiliser également pour lutter contre les congestions du foie, de l'estomac, de la rate et des autres organes de l'abdomen.

On ne peut prendre une douche ascendante que 3 heures environ après le repas ou le matin à jeun. La durée de chaque douche sera de 3 minutes, jusqu'à 8 ou 10 minutes.

IX. — LES ÉTUVES

Les étuves sont des caisses dans lesquelles on enferme complètement le malade, en ne laissant sortir que la tête. Elles peuvent servir à donner des bains d'air chaud et sec, afin de provoquer la sudation. La chaleur intérieure de l'étuve, au début de l'opération, doit être à 35°, inférieure par conséquent à la température du corps. On l'élève très progressivement jusqu'à 50° ou 60°. On maintient ensuite le malade à la même température, jusqu'à ce qu'on ait obtenu une transpiration abondante. Pour éviter la congestion du cerveau, on place une compresse d'eau fraîche sur la tête. Il est bon de faire boire le malade, afin de faciliter la transpiration. En sortant de l'étuve, il faut avoir recours à la douche froide, ou bien se coucher dans un lit avec des couvertures chaudes.

On utilise l'étuve sèche dans certaines congestions du foie ou de la rate, dans les rhumatismes chroniques, dans le diabète, dans la goutte, dans l'obésité, etc. Les cardiaques et les personnes affaiblies devront s'abstenir de ces pratiques.

Les étuves servent encore à donner des bains de

vapeur. Le but est également de provoquer une transpiration abondante. De plus, l'épiderme est ramolli, par l'humidité de la vapeur, et les frictions, faites en sortant de l'étuve, sont plus efficaces. Les malades supportent les bains de vapeur au-dessous de 45°, au-dessus ils deviennent pénibles.

Les vapeurs peuvent encore contenir diverses substances médicamenteuses qui agiront sur la peau.

X. — LES BAINS DE LUMIÈRE

Pour ces bains, on peut n'utiliser que la lumière sans la chaleur, ou bien avoir recours à la lumière et à la chaleur.

Il faut distinguer encore deux grandes variétés de ces bains : les bains locaux et les bains généraux.

Pour les bains locaux de lumière pure, on peut employer des lampes électriques munies de réflecteurs et de combinaisons spéciales permettant d'employer à volonté les différents rayons lumineux, chimiques ou calorifiques.

Les régions du corps, sur lesquelles on veut agir, sont exposées à découvert à l'action de certains rayons émanant de ces lampes et tombant perpendiculairement (fig. 17).

On emploie la lumière chimique, violette ou ultra-violette contre certaines affections cutanées : lupus, ulcères, ganglions tuberculeux, abcès froids, pelade, acné, etc. On utilise localement les radiations calorifiques contre les névralgies, les arthrites chroniques, les rhumatismes chroniques, etc.

Pour le bain de lumière général, on a recours à un appareil semblable aux étuves ordinaires, mais dont

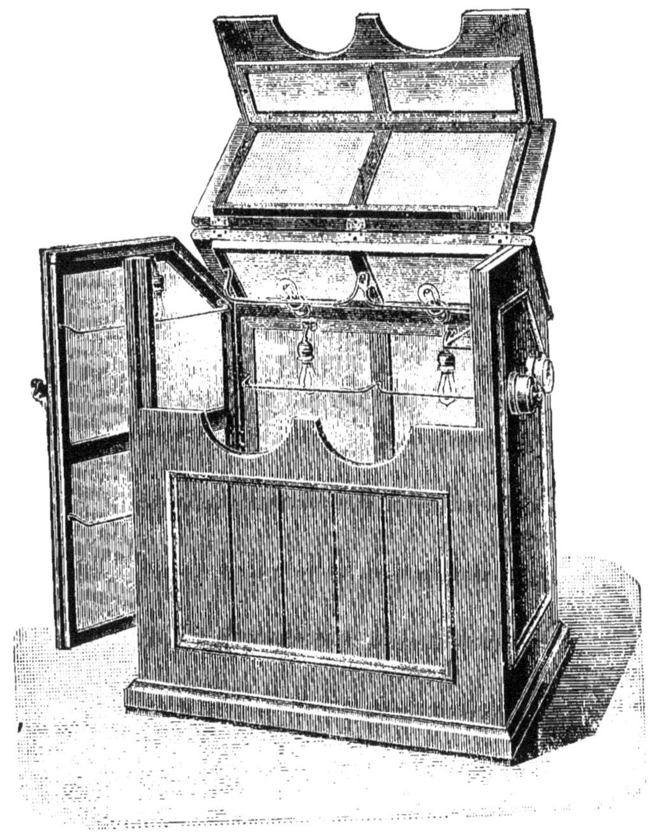

Fig. 17. — Appareil à bain de lumière pour les membres inférieures.

les parois sont garnies de lampes électriques spéciales. Une lampe électrique ordinaire ne fournit pas de chaleur, au contraire, les lampes électriques employées pour ces bains dégagent une chaleur considérable. En faisant varier la résistance du courant qui alimente les lampes, on peut augmenter à volonté la température qui peut atteindre 200°. La chaleur humide, déjà pénible à 45°, produit des brûlures avant d'atteindre 100°, il est donc impossible avec elle de s'élever à ces hautes températures. Dans l'air sec, au contraire, on peut dépasser 100°; 150° et même plus sans inconvénient. Il faut donc avoir soin de maintenir constamment sec l'air à l'intérieur de l'étuve, en absorbant ou en éliminant au fur et à mesure la vapeur d'eau qui se dégage, par suite de la transpiration. Or, les appareils pour bains de chaleur radiante lumineuse permettent d'obtenir constamment de l'air absolument sec.

Chaque lampe est munie d'un réflecteur qui permet de concentrer la lumière et la chaleur sur les régions qui sont exposées. Bien plus, à l'aide de verres colorés ou de dispositifs spéciaux placés devant les lampes électriques on peut n'utiliser que certains rayons déterminés du spectre solaire.

Avec le même appareil, on peut utiliser les radiations lumineuses, calorifiques ou chimiques. La lumière totale est utilisée chez les malades déprimés et chez ceux qui ont un ralentissement des fonctions de nutrition.

La chaleur associée à la lumière peut être employée dans le même but que l'air chaud dans l'étuve sèche. Avec les bains de lumière chauds, il est possible de faire supporter aux malades une température beaucoup plus élevée qu'avec les étuves ordinaires.

Aussi ces bains permettent d'obtenir plus facilement une transpiration abondante. On détermine rapidement par leur emploi la cessation de la douleur dans le rhumatisme chronique et dans les névralgies. Il faut noter de plus, sous l'influence de ces bains, une augmentation très considérable de toutes les combustions de l'organisme. Enfin, la lumière a une action excitante spéciale portantsur la peau.

Les bains de lumière chauds peuvent être utilisés dans la goutte, dans le rhumatisme chronique, dans l'obésité et dans un grand nombre d'autres maladies chroniques. Pour ces bains, les malades sont placés à l'intérieur d'une caisse spéciale, très semblable extérieurement aux étuves ordinaires, et ils ne laissent sortir que la tête.

XI. — L'EXERCICE

Pour l'homme sain, les exercices sont nécessaires à l'entretien de la santé. Mais tandis que, pour lui, tous les exercices peuvent être utiles, pourvu qu'il n'y ait pas d'excès, il n'en est plus de même pour le malade qui ne doit avoir recours qu'à des exercices méthodiques. On entend par là des exercices appropriés à certains effets généraux ou locaux et gradués d'après les efforts de plus en plus énergiques qu'ils nécessitent.

Tous les exercices peuvent être divisés en deux grandes classes : les exercices passifs, et les exercices actifs. Dans les exercices passifs, le malade subit le mouvement que lui communique une puissance étrangère, que ce soit la main d'un opérateur, comme dans le massage ou la gymnastique suédoise, ou que ce soit une machine, comme dans la mécanothérapie. Dans tout exercice actif au contraire le malade lutte contre une force, main de l'aide ou machine, ou accomplit librement les mouvements indiqués.

Le but de tout exercice est d'agir sur la circulation sanguine et sur la nutrition des tissus, soit directement, soit par excitation des éléments nerveux. Le but est encore d'agir sur le système nerveux général, en le stimulant plus ou moins énergiquement. En résumé, l'exercice a surtout pour but d'activer les diverses fonctions de l'organisme et de stimuler le système nerveux. Il sera donc utile chez les personnes atteintes de ralentissement de la nutrition ou d'affaiblissement du système nerveux. Il sera par contre nuisible pour les malades chez lesquels les échanges nutritifs sont exagérés ou pour ceux qui ont une grande excitabilité nerveuse.

Les chapitres suivants sont consacrés à l'étude du massage, de la gymnastique suédoise, de la mécano-thérapie et de la cure de terrain, qui utilisent les exercices méthodiques pour la guérison des maladies.

XII — LE MASSAGE

Il y a deux grandes variétés de massage : le massage hygiénique et le massage médical ou thérapeutique. Le massage hygiénique est le massage ordinaire, pratiqué dans tous les établissements de bains par des employés rompus à des manœuvres très simples, mais exigeant une certaine force musculaire. Ce massage énergique est destiné à suppléer au défaut d'exercice chez l'homme sain et chez quelques malades, mais il serait dangereux d'y soumettre les malades qui ne seraient pas suffisamment vigoureux.

Le massage médical, très différent, a pour but la cure d'affections bien déterminées, et il exige une connaissance parfaite de l'état du malade et l'emploi de manœuvres très délicates, dans lesquelles on doit user de la plus grande douceur. Le plus souvent, ce massage ne pourra être pratiqué que par le médecin lui-même. Dans quelques cas, on peut avoir recours à des aides, assez experts pour exécuter un massage médical sur l'ordonnance du médecin. Comme la douche, le massage exige un aide habile, qui suive exactement les prescriptions médicales et qui puisse comprendre le but thérapeutique recherché, afin de ne pas sortir des limites exactes qui lui sont tracées dans l'intérêt du malade. Le massage thérapeutique est en effet une arme à double tranchant, c'est-à-dire qu'il est utile ou nuisible, suivant qu'il est bien ou mal utilisé.

Nous dirons, pour n'y plus revenir, que le massage

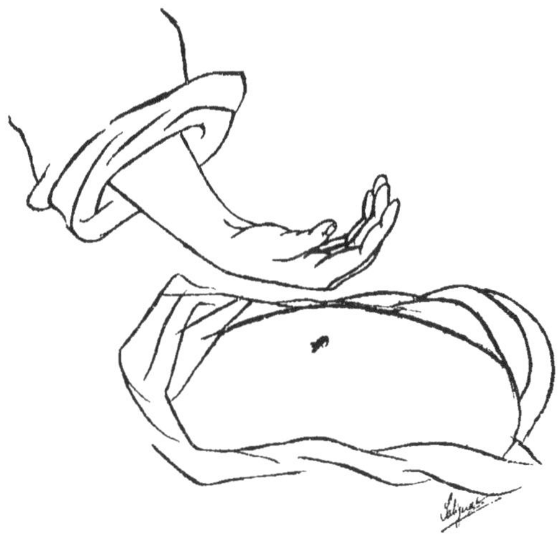

Fig. 18. — Tapotement, percussion avec le dos de la main.

général, celui qu'on effectue sur les membres et le corps, est une pratique hygiénique excellente, employée fréquemment à Vichy après la douche ou le bain, ou en même temps que la douche et le bain. Certains malades vigoureux, notamment les diabétiques et les obèses, en retirent de grands avantages.

Le massage médical, à Vichy, a pour but, le plus souvent de combattre une affection des organes contenus dans l'abdomen : estomac, intestin, foie, rate, etc. Comme ces organes ont une grande solidarité entre eux, il est souvent indiqué de faire, en même temps qu'un massage local de la région, de l'organe, un massage général de l'abdomen. Nous avons publié l'an dernier une étude du massage médical général de l'abdomen, suivi des massages médicaux spéciaux dans les différentes affections des organes contenus dans l'abdomen. Ne pouvant nous étendre longuement sur toutes ces questions, nous y renvoyons le lecteur que cette question intéresse (1).

Suivant les manipulations employées (fig. 18 et 19), le massage sera superficiel ou profond. Il pourra être encore calmant ou excitant. Le massage agit en augmentant le cours de la circulation sanguine et en favorisant la nutrition des tissus. Il agit encore sur les éléments nerveux, comme stimulant ou comme sédatif, suivant les cas.

Nous avons recours au massage dans certaines formes de dyspepsie, dans les congestions chroniques du foie, dans la constipation chronique, dans les diarrhées chroniques, dans les congestions chroniques de la rate, dans l'albuminurie chronique, dans les congestions chroniques du rein et enfin dans

(1, SALIGNAT. Le Massage thérapeutique de l'abdomen, 1901.

diverses affections chroniques des organes du bassin.

Pour le massage, il faut avoir soin de faire cou-

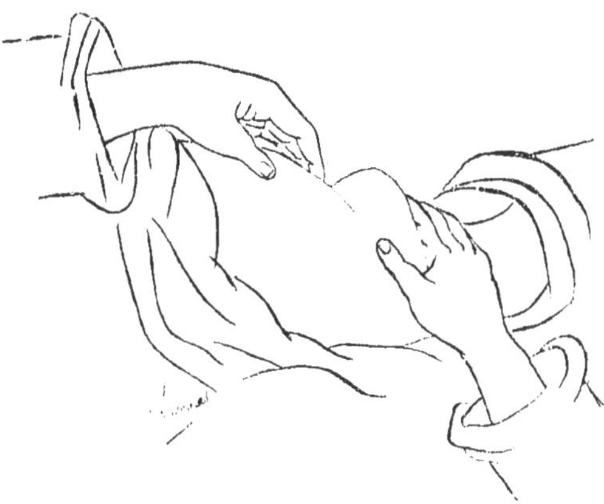

Fig. 19. — Pétrissage profond entre les extrémités dégitales des deux mains.

cher le malade, afin qu'il soit dans un état de résolution musculaire complète.

Pour les massages locaux pratiqués sur une région quelconque de l'abdomen, il faut que le haut du corps soit un peu relevé et les cuisses légèrement fléchies sur le bassin. Le malade doit respirer largement et être dans une résolution musculaire complète.

XIII. — LA GYMNASTIQUE SUÉDOISE

La gymnastique suédoise diffère beaucoup de la gymnastique ordinaire. Elle laisse de côté les exercices violents, qui nécessitent une dépense d'énergie générale considérable et impossible à contrôler de notre gymnastique française, exercices utiles seulement pour les jeunes gens vigoureux. Elle a recours au contraire à des exercices gradués, portant sur certains groupes de muscles et dont le but, toujours connu, est le rétablissement de certaines fonctions locales ou même générales. Dans la gymnastique suédoise, on recherche surtout la division de l'effort, de façon à éviter le surmenage, pour arriver à une stimulation générale tout aussi énergique. C'est pourquoi cette gymnastique convient parfaitement aux enfants, aux jeunes filles, aux dames, aux vieillards et aux malades, dont il importe souvent de ménager les forces, tout en recherchant une stimulation générale et durable.

Pour le massage, nous avons recours aux seuls mouvements dits passifs; dans la gymnastique suédoise, on emploie, en outre, les mouvements actifs.

Ces différents mouvements sont pratiqués soit par des aides, soit par le sujet lui-même. Les aides, dans la gymnastique suédoise, bien qu'ils n'aient aucun grade de docteur, prennent le nom de *médecins gymnastes*, titre qui indique seulement que, outre leurs connaissances spéciales en gymnastique, ils doivent posséder aussi quelques notions très générales sur la constitution de notre corps. On peut avoir recours à un seul aide ou à deux aides.

Les *mouvements passifs* sont exécutés par les aides sur le sujet qui doit être dans un état de résolution musculaire complète.

Pour les *mouvements actifs*, le sujet doit, au contraire faire usage de ses propres forces ; tantôt il exécutera les mouvements seul, avec ou sans appareils, tantôt il aura à lutter contre les impulsions provoquées par les aides.

Lorsque le sujet oppose de la résistance au mouvement que ses aides essayent de lui faire exécuter, on dit qu'il fait un *mouvement passif-actif*. Dans le cas inverse, où ce sont les aides qui opposent de la résistance au mouvement que veut exécuter le sujet, on dit que ce dernier fait un *mouvement actif-passif*.

Les mouvements exécutés à l'aide d'appareils spéciaux sonts dits : *mouvements avec appui*. Ces appareils sont : des brancards, des chaises sans dossier, des banquettes, des cordes, des perches, des planches, des échelles, etc.

Les nombreux mouvements de la gymnastique suédoise ont une nomenclature spéciale qu'il serait inutile de reproduire ici. Cette nomenclature n'a d'autre but que de permettre au docteur de formuler avec la plus grande précision les mouvements appropriés au but qu'il poursuit, et d'envoyer les malades, munis de leur ordonnance, aux médecins gymnastes, qui doivent suivre avec soin toutes les indications données.

Les divers mouvements de la gymnastique suédoise sont accomplis dans différentes positions, appelées positions fondamentales ou positions de départ : debout, assis, couché, à genoux, suspendu. Dans chacune de ces positions, il y a un nombre très considérable de mouvements parmi lesquels on fait choix de ceux qui peuvent le mieux convenir.

On obtient ainsi des modifications locales et générales, déterminées par l'augmentation de la circulation sanguine, la stimulation de la nutrition des tissus et l'excitation du système nerveux.

XIV. — LA MÉCANOTHÉRAPIE

La mécanothérapie est une méthode nouvelle dans laquelle les diverses formes d'exercices passifs ou actifs sont obtenues à l'aide d'appareils très ingénieux dus au professeur Zander de Stockholm.

Certains appareils permettent de pratiquer le massage automatiquement, d'autres remplissent un rôle analogue à celui des aides gymnastes dans la gymnastique suédoise.

L'avantage de ces machines est de pouvoir remplacer plus économiquement le travail manuel du masseur et du gymnaste.

Pour le massage vibratoire, les machines sont certainement supérieures à la main du masseur. Dans certaines formes de massage, les machines, au contraire, restent nécessairement inférieures à la main sensible et intelligente de l'opérateur. Toutefois, la mécanothérapie rend de grands services pour le massage d'une façon générale.

Dans les mouvements de gymnastique, les machines ont cette supériorité sur les aides qu'elles permettent, au moyen de contrepoids placés sur un levier, de doser d'une façon rigoureuse l'effort du malade.

Chaque machine est construite de telle sorte qu'elle ne mette en jeu que certains groupes musculaires déterminés, en produisant un mouvement toujours identiquement semblable.

De plus, le fonctionnement de ces appareils est basé sur une observation très exacte des variations de l'effort physiologique pendant l'accomplissement d'un mouvement. Dans la gymnastique ordinaire, et lorsqu'il s'agit d'élever par la force des poignets notre corps suspendu au-dessous d'une barre rigide, l'effort, faible au début, va croissant, si bien qu'il devient rapidement très pénible et qu'il peut, chez un sujet faible, déterminer du surmenage. Avec les machines Zander, le levier qui accompagne la machine permet, en se déplaçant, de faire croître ou diminuer la résistance, en même temps que l'effet croît ou diminue, de façon qu'on utilise le même degré d'effort, pendant toute la durée du mouvement, pour vaincre la résistance de la machine.

La mécanothérapie rend donc également d'immenses services pour les mouvements de gymnastique. Toutefois le rôle éclairé des médecins gymnastes ne peut être rapproché du rôle automatique des machines. Il importe souvent, en effet, de contrôler chaque jour l'état de certains malades, car un mouvement, accompli sans peine la veille, pourra être pénible le lendemain.

Les limites, que nous nous sommes imposées, ne nous permettent pas d'entrer dans la description de tous les appareils Zander et du reste une simple visite à la salle de mécanothérapie sera beaucoup plus instructive pour nos lecteurs.

Il nous suffit de dire qu'avec ces appareils on peut accomplir tous les mouvements de la gymnastique suédoise : actifs, passifs, passifs-actifs, actifs-passifs, soit des membres, soit du tronc. On peut, à l'aide d'autres appareils, pratiquer certaines formes de massage : vibrations, percussions, pétrissages.

Les machines exécutant elles-mêmes le mouvement, ou résistant au contraire à votre effort, peuvent agir de deux façons absolument opposées, par un simple renversement du bras de levier. Il est facile de les mettre en marche, en tournant une poignée. En effet toutes les machines peuvent être actionnées par un seul moteur (à gaz ou électrique) placé hors de la salle, mais chaque appareil conserve son indépendance vis-à-vis des autres.

La mécanothérapie a pour but, par l'emploi d'exercices musculaires gradués, de fortifier les muscles, de mobiliser les articulations, d'activer la circulation sanguine, d'augmenter la nutrition générale et de tonifier le système nerveux.

Les enfants, les femmes, les vieillards et les malades y auront recours. Dans tous les cas où l'on voudra appliquer la mécanothérapie à la cure d'une maladie, il sera nécessaire de consulter le médecin traitant, qui formulera les mouvements sur son ordonnance, de la même façon qu'il doserait les médicaments.

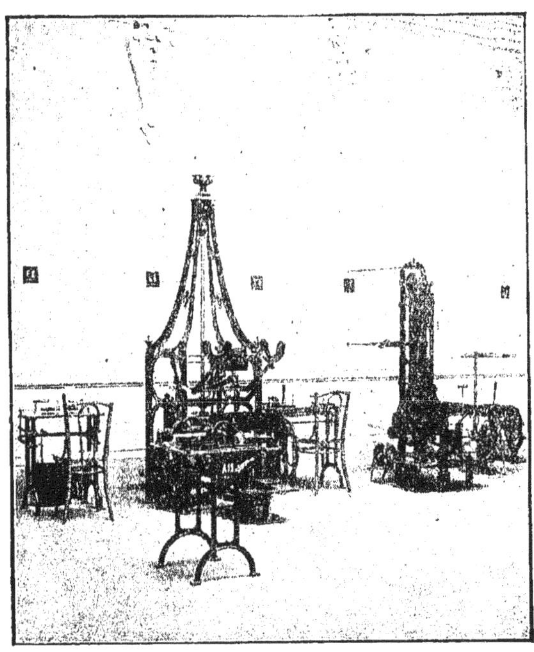

Fig. 20. — Appareils pour la mécanothérapie.

XV. — LA CURE DE TERRAIN

La cure de terrain n'est autre chose que la marche appliquée d'une façon méthodique à la cure des maladies.

De tout temps, à Vichy, on a eu recours à ce genre d'exercice, mais on n'a pas assez insisté sur ce point particulier que le terrain nous offrait ici des conditions excellentes. Il s'agit, en effet, de disposer de routes planes et de routes dont la pente soit de plus en plus relevée, de façon à obtenir un effort de plus en plus puissant de la part du malade. Grâce à sa situation en plaine, au voisinage de collines peu élevées, notre station réunit tous ces avantages.

La marche est un exercice excellent pouvant être pratiqué par la plupart des malades. Il augmente la circulation générale, stimule les fonctions de nutrition et tonifie le système nerveux. Cependant, les malades qui veulent bénéficier de ces résultats doivent subir un entraînement progressif. On commence par des exercices en terrain plan, en parcourant des distances de plus en plus considérables, mais toujours à une allure modérée. Il est bon de régler le pas avec sa montre, que l'on consulte le plus souvent possible.

Dans certaines villes d'Allemagne, on a placé sur les routes, de distance en distance, des poteaux indiquant la pente et le chemin parcouru. Il serait à désirer que l'on pût en faire autant autour de Vichy. Nous en sommes réduits, dans nos ordonnances, à recommander aux malades de conserver autant que possible la même allure et à prescrire, suivant les cas : marche d'une demi-heure, marche d'une heure, etc.

Après les exercices de marche en terrain plan, on passe aux exercices en terrain à pente très peu relevée, puis à pente de plus en plus considérable.

Nous donnons, à titre d'essai, une progression très approximative des routes à Vichy et dans les environs.

Terrains plans. — Les allées des nouveaux parcs, les quais, les boulevards qui longent les parcs.

Routes planes. — Allée Mesdames, de Vichy à Cusset, route de Charmeil, route d'Hauterive.

Routes à pente douce. — Ancienne route de Cusset, route de Creuzier.

Les routes partant de Cusset (un tramway vous conduit à Cusset) : route de Creuzier, route de l'Ardoisière.

Routes à pente moyenne. — Route d'Abrest, route du Bois-Randenay.

Routes à pente rude. — Route de Serbannes, route de Gannat, route du Vernet.

La gymnastique et les sports exigent le plus souvent des efforts énergiques et ils ne peuvent être utilisés que par un petit nombre de malades, assez vigoureux pour les supporter.

Nous faisons volontiers une exception en faveur de la bicyclette, qui peut devenir un merveilleux instrument de cure, surtout dans les affections des organes de l'abdomen. Les débutants se fatiguent beaucoup et sont sujets au surmenage, aussi ne conseillons-nous l'emploi de la bicyclette qu'aux personnes bien exercées et pédalant sans fatigue. Dans ces conditions, le bicyclisme même est supérieur à la marche. Il est en effet facile, à l'aide du compteur kilométrique, de régler rigoureusement l'allure. Les malades devront surtout courir en route plane et éviter absolument les emballages ou même les allures un peu vives.

XVI. — L'ÉLECTRICITÉ

L'électricité, appliquée au traitement des maladies, peut produire divers effets. Elle peut, en renforçant les fonctions de nutrition de nos tissus, réparer les désordres causés par la maladie. Elle peut avoir une action sédative, locale ou générale. Elle peut avoir encore une action stimulante sur la circulation, sur les muscles et sur les nerfs. On utilise ces divers modes d'action en applications locales ou générales.

Il convient de signaler à part l'action électrolytique des courants continus, qui est fréquemment utilisée.

On emploie en médecine à peu près toutes les formes de courants : 1° les courants de pile (galvanisation), 2° les courants sinusoïdaux, 3° les courants induits (faradisation), 4° l'électricité statique (franklinisation), 5° les courants à haute fréquence.

1° Courants de pile. — Les courants de pile sont employés spécialement pour déterminer des modifications chimiques dans l'intimité de nos tissus et activer par suite les échanges nutritifs, pour augmenter les sécrétions organiques et pour stimuler les muscles lisses. Ces courants peuvent encore servir à produire, au niveau de leur point d'application sur les tissus, une action électrolytique, ayant pour résultat la destruction plus ou moins étendue des tissus du voisinage. C'est une sorte de cautérisation employée dans certains cas pour détruire des tissus altérés par des lésions inflammatoires. Les deux modes d'application des courants de pile diffèrent dans le premier et dans le second cas.

Les courants de pile, mais interrompus, rendent encore des services dans certains cas d'atrophie musculaire.

2° **Courants sinusoïdaux.** — Ils ont une action sur la nutrition des tissus qui se rapproche des courants de pile. Ils sont utilisés, de même que ces derniers, en applications locales ou en applications générales, suivant qu'il s'agit de stimuler spécialement les fonctions d'un organe ou qu'il s'agit de stimuler la nutrition générale.

Les courants sinusoïdaux servent fréquemment à donner le bain hydro-électrique, qui est une application générale excellente chez les goutteux, les obèses, les rhumatisants chroniques, etc.

3° **Courants induits.** — Ils ont surtout une action stimulante sur les muscles. Ils peuvent servir à stimuler les contractions de l'estomac dans la dilatation de cet organe, de l'intestin dans la constipation, etc.

Ces courants rendent aussi des services dans le traitement de la dyspepsie nervo-motrice.

4° Machines électriques ou machines statiques. — Elles servent à plusieurs modes d'emploi qui sont : l'étincelle, la friction électrique, le souffle électrique, la douche électrique et le bain électro-statique.

L'étincelle et la friction électriques sont surtout employées pour exciter les nerfs et les muscles (dilatation de l'estomac, constipation, faiblesse de la vessie, etc.) Le souffle électrique possède des propriétés calmantes, employées notamment contre les douleurs névralgiques.

Le bain électro-statique a des effets stimulants sur l'ensemble du système nerveux et sur les fonctions de nutrition générale. On l'emploie fréquemment dans l'hystérie et la neurasthénie.

5° Courants de haute fréquence. — Depuis quelques années, on emploie en médecine les courants de haute fréquence, soit en applications locales, soit en applications générales, que l'on appelle encore autoconduction. L'autoconduction est pratiquée avec le grand solénoïde de d'Arsonval. On en tire des effets remarquables sur la nutrition générale de l'organisme. Le résultat, après une seule séance, serait le même que celui qu'on obtient après un exercice intense, la fatigue en moins.

L'emploi de l'autoconduction demande cependant une très grande prudence.

Les courants de haute fréquence sont plus habituellement employés en applications locales. On en obtient des effets sédatifs ou calmants remarquables.

L'emploi de l'électricité nécessite un outillage spécial et des appareils de mesure très exacts. Il importe en effet que l'intensité de la force électro-motrice et la quantité du courant électrique varient suivant les résistances à vaincre et suivant les effets que l'on veut obtenir.

Il est toujours dangereux d'avoir recours à l'électricité, sans indications spéciales du médecin traitant.

Il ne nous est pas possible ici de vous donner le détail des applications de l'électricité, qui sont souvent excessivement délicates.

XVII. — L'ACIDE CARBONIQUE

Il était tout indiqué à Vichy, où l'acide carbonique se dégage avec une si grande abondance de nos sources, d'avoir recours aux différents modes d'emploi du gaz acide carbonique.

Ce gaz est recueilli dans une immense cloche au moment où il se dégage du Puits Carré.

On l'utilise sous forme d'inhalations, de bains et de douches.

Pour les inhalations, le gaz est mélangé avec une certaine quantité d'air et amené par des conduits dans les salles où les malades l'utilisent, à l'aide d'appareils spéciaux.

Pour les bains, le gaz pur se rend dans des baignoires spéciales où le malade est enfermé, ne laissant sortir que la tête.

Pour les douches, on comprime le gaz dans des réservoirs en métal et on dirige l'acide carbonique qui s'échappe en jet sur les régions que l'on veut doucher.

L'acide carbonique paraît agir en stimulant les terminaisons nerveuses qui se trouvent à la surface de la peau et des muqueuses. Cette action peut se faire sentir à distance sur le système nerveux général et, par son intermédiaire, stimuler la nutrition générale de l'organisme. L'acide carbonique a en outre une action modificatrice sur les lésions superficielles de la peau et des muqueuses. Notons encore une action sédative notable.

Les inhalations sont employées dans les affections chroniques de la bouche, du pharynx, du larynx et des bronches.

Les bains d'acide carbonique rendent des services chez les anémiques, les cardiaques, les goutteux, les obèses, les rhumatisants et les albuminuriques.

Les douches d'acide carbonique servent à combattre certaines affections cutanées. On les emploie encore contre certaines inflammations chroniques des organes de la femme.

XVIII. — LAVAGES ET INHALATIONS A L'EAU DE VICHY

Gargarismes. — On emploie en gargarismes l'eau du Puits Chomel. A côté de la buvette de cette source, il y a un endroit spécial où les malades peuvent facilement se livrer à ces pratiques.

L'eau agit bien en alcalinisant les milieux liquides de la bouche, en dissolvant le mucus et sans doute aussi en modifiant les lésions de la muqueuse buccale.

Ces gargarismes sont employés contre les maux de gorge chroniques.

Lavages de l'estomac. — On utilise, pour ces lavages, l'eau de différentes sources.

L'eau de l'Hôpital est fréquemment employée. On utilise, pour le lavage de l'estomac, des tubes spéciaux qui permettent soit un lavage continu, soit un lavage discontinu. Il faut le plus souvent de 8 à 12 litres d'eau pour faire un bon lavage. On peut introduire l'eau par petites quantités, et vider l'estomac à chaque fois avec le siphon. On peut encore établir un courant à l'aide d'une sonde à double conduit de telle façon que l'eau entre par un tube et ressorte par l'autre, après avoir baigné l'estomac.

On peut ainsi, dans les cas de dilatation de l'estomac, vider complètement l'organe et le débarrasser des produits fermentés qui y séjournent. L'eau minérale exerce, par son contact prolongé, une action dissolvante sur le mucus qui recouvre la surface de l'estomac, et une action modificatrice consécutive sur les lésions de la muqueuse.

Enfin elle a une action très importante sur les éléments nerveux de cette muqueuse, action analogue au bain extérieur sur la surface cutanée, mais beaucoup plus énergique, puisque la muqueuse est plus sensible.

Lavages de l'intestin. — On fait également des lavages de l'intestin à l'eau de Vichy. Ces lavages rendent de grands services dans les affections du foie et dans la constipation. Il faut employer plusieurs litres d'eau minérale et avoir soin que le liquide s'écoule lentement.

Injections à l'eau de Vichy. — On fait avec l'eau de Vichy des injections nasales, vésicales ou vaginales, qui modifient très heureusement les muqueuses avec lesquelles l'eau est en contact.

Inhalations à l'eau de Vichy. — On a parfois recours aux inhalations d'eau de Vichy dans les affections chroniques du pharynx, du larynx et des bronches.

TABLE DES MATIÈRES

Poitiers. — Imprimerie Blais et Roy, 7, rue Victor-Hugo, 7.

www.ingramcontent.com/pod-product-compliance
Ingram Content Group UK Ltd.
Pitfield, Milton Keynes, MK11 3LW, UK
UKHW031849170726
13836UKWH00004B/1978